U0276358

医路向前巍子 著

给孩子的
健康
安全指南

（全3册）

意外伤害篇

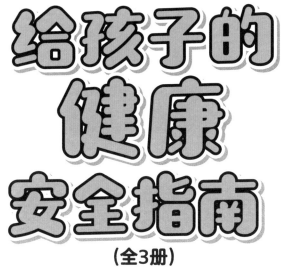

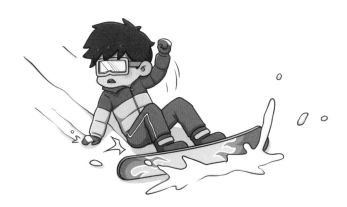

科学技术文献出版社
SCIENTIFIC AND TECHNICAL DOCUMENTATION PRESS

· 北京 ·

图书在版编目（CIP）数据

给孩子的健康安全指南：全 3 册 / 医路向前巍子著 . — 北京：
科学技术文献出版社，2023.3
ISBN 978-7-5189-9998-9

Ⅰ . ①给… Ⅱ . ①医… Ⅲ . ①儿童—保健—指南Ⅳ . ① R179-62

中国版本图书馆 CIP 数据核字 (2022) 第 251243 号

给孩子的健康安全指南：全 3 册

责任编辑：王黛君　宋嘉婧　　　责任校对：王瑞瑞　　　责任出版：张志平

出　版　者　科学技术文献出版社
地　　　址　北京市复兴路15号 邮编　100038
编　务　部　（010）58882938，58882087（传真）
发　行　部　（010）58882868，58882870（传真）
邮　购　部　（010）58882873
销　售　部　（010）82069336
官 方 网 址　www.stdp.com.cn
发　行　者　科学技术文献出版社发行　全国各地新华书店经销
印　刷　者　北京盛通印刷股份有限公司
版　　　次　2023 年 3 月第 1 版　2023 年 3 月第 1 次印刷
开　　　本　889×1194　1/24
字　　　数　100 千
印　　　张　12
书　　　号　ISBN 978-7-5189-9998-9
定　　　价　98.00 元（全 3 册）

目录
CONTENTS

外伤
如何止血

小伤口该如何处理

• • •

孩子活泼好动，在生活中难免受伤，要根据不同情况进行处理。

① 表浅的伤口可先用清水或肥皂水冲洗伤口及其周围，特别是猫狗抓咬伤要用肥皂水多次冲洗。然后可以用碘伏擦拭，进行消毒处理。注意，碘伏可以直接接触伤口，但是酒精和碘酒不可以。

② 表浅的伤口在自行初步处理后可先用创可贴覆盖，达到初步止血止痛的目的。创可贴要定期更换，出现伤口疼痛加重或有分泌物渗出时，应及时打开检查；若发现伤口有红肿、渗液等感染现象，应停止使用创可贴，并及时去医院诊治。

烫伤、烧伤创面不建议使用创可贴。

③ 受伤后及时关注伤口表面，如果出现发红、肿胀、疼痛加剧，甚至发热，说明伤口可能出现了感染，需要尽快去医院做检查及治疗。

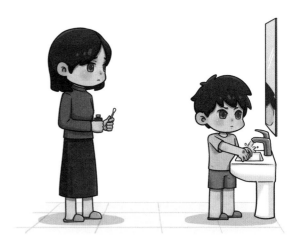

千万不要撒止血粉

· · ·

孩子受伤后，在家庭治疗中，家长经常会往伤口上撒很多"止血粉"，这种止血方法是错误的。

止血粉并不是无菌的，撒在伤口上后会增加感染概率，不利于医生观察创面。当遇到这样的患者时，医生需要用大量的双氧水、盐水去冲洗止血粉，冲洗干净之后才能观察到创面、伤口的情况，然后再进行消毒处理。在这个过程中，孩子疼痛感会非常强烈。

所以孩子受伤后，如果出血了，压住或者摁住就可以，不要去撒止血粉。

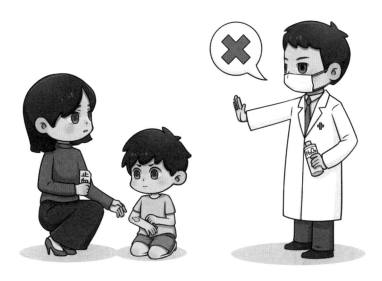

有一种出血，不能去止血

· · ·

有一种出血，千万不能止血，如果你非要止血的话，可能会加重伤情，严重者危及生命！

当头部受伤出现耳朵眼儿流血的情况时，家长要初步考虑颅底骨折导致的耳漏。这个时候千万不能止血，颅底骨折导致的耳朵眼儿出血，有助于缓解颅内压升高，如果堵住了耳朵眼儿，一方面会增加颅内压；另一方面还会增加颅内感染的风险。

另外，头部受伤后，如果鼻子往外流一些淡黄色的液体（我们通常所说的脑脊液）也不能堵，应该让液体流出。当然要及时就医，就医之前，患儿也不应当喝水或者吃东西。

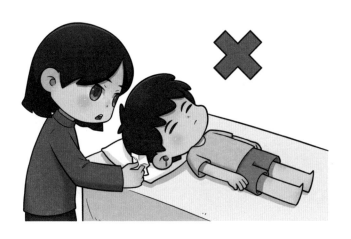

警惕潜伏的伤人利器

· · ·

① 不要让孩子被绳子等环状物套住，如果发现孩子将环状物套在手指、脚趾上，或在玩丝线、头发等，应立即制止，并告知孩子这样很危险。

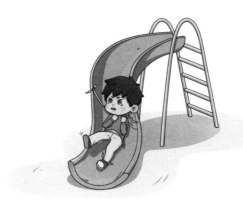

当被套的手指或脚趾、胳膊已经出现肿胀且环状物无法取下时，应立即前往医院。一旦缺血时间过长，就会造成不可逆的损伤，即缺血性坏死，将面临坏死部位被手术截掉的风险。

② 不要让铅笔等锐物伤到孩子。孩子拿着铅笔时，家长需告知孩子不要在别人面前比画，提醒孩子划伤的危害性很大；同时，也要告诉孩子懂得保护自己，不能让其他小朋友伤害到自己。

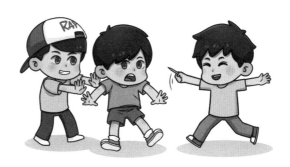

2

各种外伤的
处理方法

离断伤的处理方法

· · ·

　　离断伤是我们生活中经常遇到的，比如手指有可能在玩耍时不小心切掉了。遇到这种情况时一定要保持冷静。手指的动脉在两侧，我们用手捏住指根部位的指动脉，可以压迫止血。保存断指也非常重要，到医院后医生会给你做手术接手指，断指有可能会成活。

　　外伤致断指后，患者可以先去社区医院为断指做妥善的收纳，维持其血管、神经、肌腱等组织的"活性"，同时社区医院会帮患者包扎止血，为下一步转院后手术治疗打下好的基础。

　　千万不要让断指直接接触水跟冰。可以把断指放在一个干净的塑料袋里面，密封好，然后再把塑料袋泡在水里。及时去医院，越快赶到医院，断指的成活率越高。

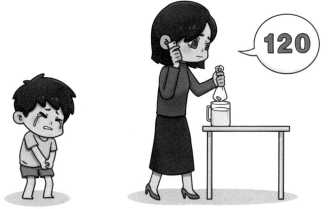

碰撞伤：很隐秘却能致命

· · ·

一个男孩打篮球，不小心被小伙伴胳膊肘顶了一下左侧的腹部，当时挺疼，后来疼痛一点点缓解，没有在意就回家了。但是到了晚上，他腹痛加重、脸色发白，来医院检查之后发现是脾破裂。这种腹部的创伤很隐匿，却能致命，而且很常见。

为什么当时他没有出现症状？因为当时脾虽然破开，但是外面有一层膜，膜包裹住血，回家之后经过一些活动，膜破开了，血也就出来了。

当你遇到类似创伤，比如电动车撞到腰腹部、车把顶到腰腹部，特别是左侧的腹部，如果撞击力度比较大，应该及时去医院检查，进行隐秘伤害的排除。

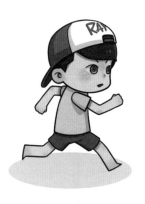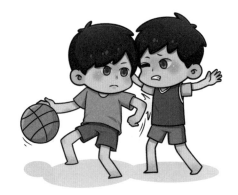

坠落伤：做好专业防护

· · · ·

　　每年春季和秋季，有一种高发伤——坠落伤，比如从树上坠落。坠落有可能导致腰椎骨折、下肢骨折、骨盆骨折、颅脑损伤、肋骨骨折并血气胸等各种多发伤，且轻重不一。

　　请家长多多提醒孩子不要上树玩耍，减少此类悲剧的发生！同时，摔伤后请勿随意搬动伤者，头部受外伤后忌堵塞鼻子、耳朵流出的血性或黄色液体。

　　在家庭生活中，还有一种不可忽视的伤害是高层坠落，除告知孩子一定不要在窗台边玩耍外，家长一定要安装防护网，安装之后也提醒孩子不要站在防护网里玩耍。

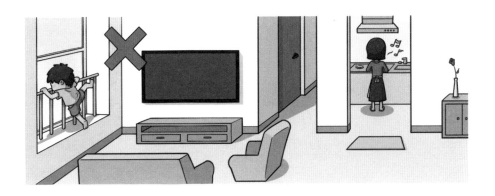

异物扎伤：远离树枝扎伤

除了坠落伤，也不要让孩子站在树下仰头望，避免树枝掉落扎伤孩子，甚至砸伤致死。如果被异物扎伤，不能立刻拔出异物，应该固定异物，立刻去医院，因为拔出的时候可能会加重出血，带来再次损伤。如果没有看到明显异物，但是孩子觉得眼睛不适，也应该及时到医院就诊。

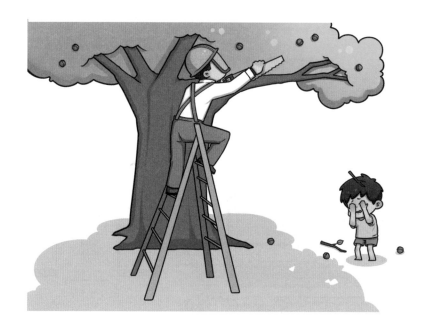

3

放风筝的
注意事项

风筝线越细，越危险

• • •

　　放风筝是儿童很喜欢的一项户外运动，同时伤害也潜伏在我们身边。因为风筝线很细不易被发现，所以容易发生割伤、勒伤事件。在放线或者收线的过程中，手施力在线上时，压强变大，与"绳锯木断"的原理相同。

　　如果是高速运动的物体与风筝线相撞，就会产生较强的破坏作用。轻者被风筝线勒伤眼睛、勒住脖子，需要去医院就诊；严重者可导致死亡。

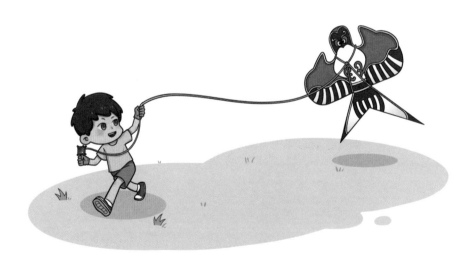

放风筝注意事项

● ● ●

① 戴手套，选用较粗的带颜色的风筝线。孩子应在家长陪同下放风筝，遇强风时不要徒手扯线，建议随身携带一个打火机或小剪刀，一旦出现紧急情况，立即烧断或割断风筝线。

② 选择开阔、人少的地方，远离道路、电力线路，比较适宜的地点是海边和野外，也尽量远离有高大树木的地方，以免风筝挂在树上。

③ 避免伤人。放风筝时一定要避让行人和车辆。如发现风筝控制不住地下落时，一定不要绷紧线，而要放线，让风筝慢慢下落，避免伤到行人。当风筝坠落到马路等车来车往的地方时，一定要赶紧将风筝线剪断，避免风筝线被车轮带起后割伤自己或他人。

④ 如果不幸被风筝线割伤，用力压迫伤口止血，抬高患肢，到医院就诊。

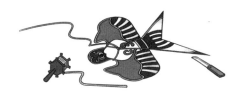

4

头受伤了
怎么办

头部流血不慌张

· · ·

头外伤是一种很常见的外伤。因为头皮的血管丰富，所以受外伤后常常血流不止。碰到这种情况怎么办呢？

① 不要慌张，用棉布或者毛巾叠成小块按压住伤口出血点，压迫止血。不要直接大面积地盖住伤口，有时是小动脉破裂出血，大面积的压盖并不能压住出血点达到止血效果。

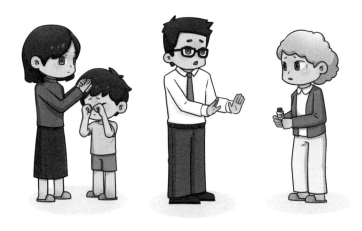

② 不要往伤口上撒所谓的止血粉，这样既达不到止血的效果，还增加医生清创的难度，增大感染的概率。大的创伤后，部分伤者会出现口渴的现象，不可让其饮水。

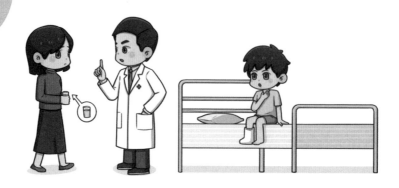

❸ 当伤者出现昏迷、呕吐现象时，应让伤者平卧，头偏向一侧，清理口腔及呕吐物，防止误吸。伤者出现耳鼻出血或血性液体（脑脊液）时，应把伤者头部偏向流出液一侧，让液体流出，切不可堵塞耳鼻。同时拨打急救电话120。

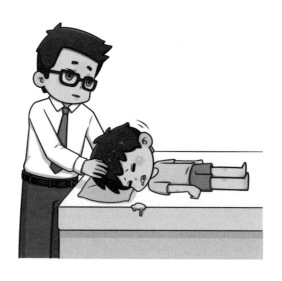

什么情况下需要拍CT

· · ·

　　脑子就像豆腐一样，当用力摇晃、遭受到暴力时可能会造成损伤，还有磕伤、砸伤、摔伤都有可能会导致颅脑损伤。颅脑损伤致使颅内高压的三个表现：剧烈头疼、喷射性呕吐、视乳头水肿。

　　如果是简单的表皮划伤，可以不照CT。如果孩子出现头晕、恶心、呕吐或者精神状况不太好，总是想睡觉的情况，建议去医院照CT。甚至有的时候眼睛看起来发亮、水汪汪的，医学上叫视乳头水肿，这种情况下建议照CT。

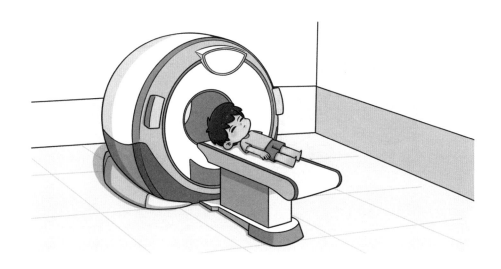

头磕了一个大包怎么办

• • •

　　头磕了一个大包后千万不要去揉，这个包其实是皮下的血肿，是头皮的小血管破裂导致的，头外面有包不可怕，但如果颅内有出血，严重者会危及生命。

　　头磕伤后起的大包可以用凉毛巾去冷敷，很快就可以消肿。如果实在不放心，建议去医院让医生来决定是否需要照 CT。

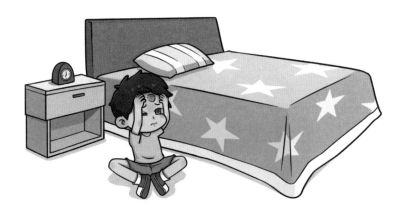

滑雪（冰）的注意事项

滑雪（冰）前的准备

· · ·

孩子学习压力大，缓解紧张、改善焦虑最简单有效的方法就是运动，尤其是室外运动，滑雪（冰）是比较好的选择。

同时，滑雪（冰）属于有氧运动，运动量大，能增强肺活量。只有拥有强大的肺活量和良好的心血管系统的支持，才能保持较长时间的滑雪（冰）运动状态，同时也使心肺功能得到提升。

① 备足御寒衣物，选择好天气进行户外运动。雪鞋、雪板、风镜、手杖、手套都是必需品。

头盔是关键，选择专业的服装，要具有一定的耐磨性，在摔倒的时候也可起到缓冲作用。应把手腕、脚踝处裸露的皮肤用手套和雪鞋覆盖，防止冰雪直接接触皮肤造成冻伤。滑雪（冰）时速度很快，戴风镜既可以减少地面上的雪（冰）带来的反光，也能保护眼睛不被飞来的雪（冰）渣所伤害。滑雪（冰）前应摘下隐形眼镜。

② 穿鲜艳的服装。一旦发生意外，目标醒目。

③ 一定要家长陪同，不要单独一人外出滑雪（冰），防止意外发生无人知晓、

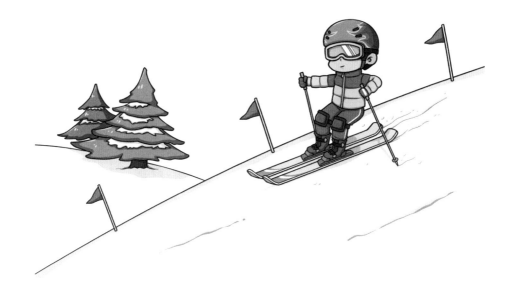

无人救援。

❹ 注意热身。雪（冰）场气温低，身体容易发僵，如果肌肉没有活动开，很容易造成肌肉和韧带的拉伤，可在雪（冰）场外慢跑，自觉身体发热微微出汗即可。

初学者应该先在平地上练习走，学会了走再学滑，要由易到难，由初级到高级，切记不可逞能。

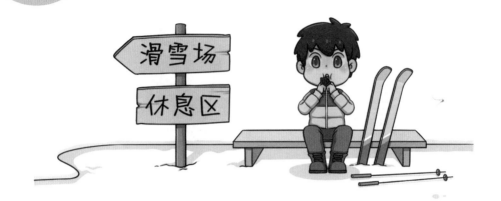

⑤ 要去正规的雪（冰）场，不可擅自滑出场地界线。最好有专业人员陪同指导及保护。在雪（冰）场内不可追逐打闹。自身原因和装备故障需要休息调整时，要远离雪（冰）道，与其他滑雪（冰）者保持安全距离。

⑥ 初到雪（冰）场时，应先了解场地的大概情况，特别是地图上雪（冰）设施的分布位置和警示标志，遵守雪（冰）场有关安全管理的规定。

⑦ 滑雪（冰）是一项高消耗的运动，运动前一定要补充能量，最好吃一些巧克力等高热量食物，保持体能充沛。

初学者学会安全摔倒

初学者，应该学会安全的摔倒技术，以确保自身与他人的安全。当发现自己控制不了速度、马上就要摔倒、即将发生撞击或者前方无法通过时，要采取安全的摔倒技术。

由于滑雪（冰）时的速度很快，当发生不可控的情况或者失去平衡的时候，尽可能选择向右后侧方摔倒，让身体接触面积增大，可有效减小损伤。

① 摔倒前急剧下蹲，降低重心。

② 臀部向右后侧方坐下，臀部和大腿的一侧触及雪面，头朝上，身体向下滑动。

③ 尽可能地双脚举起、双臂外展，使雪板、雪杖离开雪面。

雪（冰）场中容易碰到人和护栏、围网，这时候要宁可摔倒也不要发生碰撞！不要挣扎，顺其自然下滑，没有停止之前，不要乱动。

如果疼痛剧烈，无法自行活动，应大声呼叫滑雪（冰）场急救人员，同时提醒周围人员，避免二次损伤。

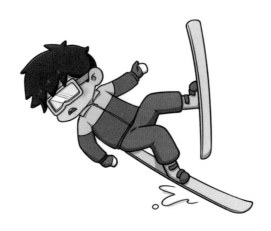

石膏固定后应注意的事项

· · ·

❶ 石膏固定后，要抬高患肢，有利于血液循环，便于消肿。

❷ 观察末端的血运情况、感觉及运动情况。如出现剧痛、胀痛、麻木、肢端皮肤温度过低或指（趾）颜色发暗等情况，可能是石膏缠绕过紧产生了压迫症状，应及时就医，需将石膏松解或拆除。

❸ 未固定的关节，如手指或者足趾应加强功能锻炼（屈、伸等活动）。

❹ 注意保护外固定的石膏，忌用患肢提物、用力等。

⑤ 当周围环境温度过低时，要加强石膏绷带部位的保暖，防止因受冷致使患肢远端发生肿胀。过热时，保持凉爽，防止过多地出汗。

⑥ 患肢消肿后，石膏会出现松动，应及时复诊加固石膏。

⑦ 注意卫生、保持清洁。出现瘙痒，不可自行拆除石膏而抓挠。有伤口的患者发现石膏被血或渗出液浸透，应及时就医。

注意：下肢骨折打石膏后，不要把石膏当鞋穿。

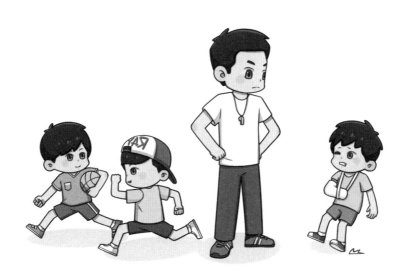

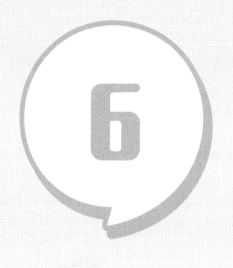

6

不小心烧、烫伤怎么办

烫伤后千万不要抹牙膏

· · ·

烫伤后可以抹牙膏吗？牙膏里面可能含有少量薄荷成分，家长误认为涂抹牙膏对于烫伤引起的"热疼痛"会有缓解的作用。烫伤的疼痛主要是烧灼痛，用凉水冲才是最好的缓解方法。

如果抹牙膏，牙膏会盖住创面，不利于热气的散发，而且影响医生对烫伤创面的分度判断，加大了清创难度，也增加了孩子的疼痛。

当烫伤发生之后，不能往创面上抹任何东西，如牙膏、香油、酱油、面粉、药面等，一是不利于散热，二是抹的东西都不是无菌的，会增加感染概率。

烫伤后的急救

· · ·

冲：用流动缓慢的冷水冲洗烫伤创面，时间为 20 ～ 30 分钟，最好让水流经过正常皮肤后再流到烫伤创面，不宜直接冲洗烫伤创面。

脱：反复冲洗后，轻轻脱掉或剪掉烫伤处的衣服，不可暴力脱剪，防止创面皮肤被撕扯。

泡：如果是四肢处的烫伤，可将创面再次泡在冷水中降温，缓解疼痛，减少水疱的出现，如果创面有水疱不要自行挑破。

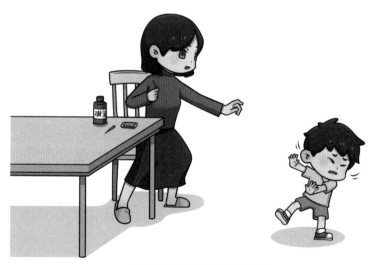

创面有水疱不要自行挑破

盖：用干净的毛巾或者毯子盖住烫伤创面。

送：根据伤情自行到医院就诊或拨打120。

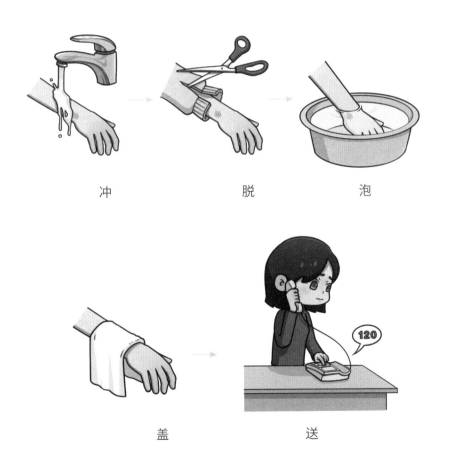

冲　　　　　　　脱　　　　　　　泡

盖　　　　　　　送

如何避免烧、烫伤

① 外出就餐时，让孩子远离上菜位置或者不要坐在过道边上。

② 如果家庭中正在做饭，一定要让孩子远离，如果发生火灾等情况，尽快逃生。

③ 孩子洗澡或者喝水前，家长要先试一试温度。

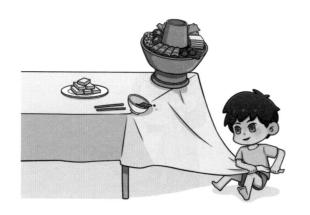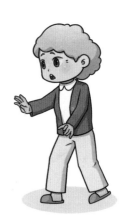

保温杯的爆炸隐患

· · ·

保温杯是我们生活中的常用物品，几乎每个孩子都有一个。保温杯主要放白开水，不要用来泡茶。保温杯沏茶相当于茶叶在保温杯里反复煮，这会导致单宁酸、茶碱释放过多，不仅破坏茶本身的营养价值，口感也不好，会变苦，还有可能会释放重金属，影响身体健康。

另外，保温杯里边也不要放豆浆、牛奶、果汁。千万不要泡枸杞，枸杞遇水会膨胀，如果盛放时间过长，有可能会引发爆炸，非常危险。

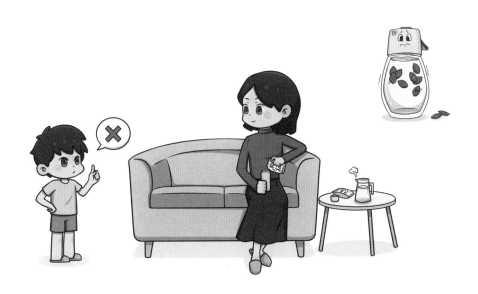

如何预防
冻伤

冻伤了怎么办

· · · ·

冻伤又称为冻疮，是由寒冷潮湿作用引起的人体局部或全身损伤，常发生在肢体的末梢和暴露的部位，如手、足、鼻尖、耳边、耳垂和面颊部。冬季天寒地冻，长时间在室外停留，很可能被冻伤。在此提醒家长和孩子，一定要注意保暖，不要长时间在户外停留。

冻伤的早期治疗包括用衣物或温热的手覆盖受冻的部位，使之保持适当温度，以维持足够的供血以及恢复血液循环，防止进一步的冷暴露。

户外如何避免和预防低体温

· · · ·

孩子都喜欢户外运动，如果要去户外玩耍，首先要看天气预报了解当天的天气情况，其次要随身携带一些防冷保温的物品，学会处理一些轻的外伤，准备足够的能量补给来源。

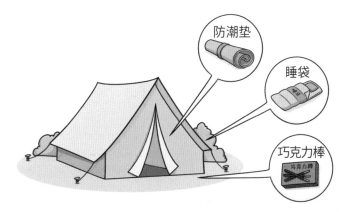

防潮垫

睡袋

巧克力棒

如何预防冻伤

① 注意锻炼身体，平时多用冷水洗脸洗手，提高皮肤对寒冷的适应力。

② 注意保暖，保护好易冻部位，如手、足、耳朵等处，要注意戴好手套、耳罩，穿厚袜、棉鞋等。鞋袜潮湿后，要及时更换。平时经常揉搓这些部位，以加强血液循环。

③ 在洗手、洗脸时不要用碱性太强的肥皂，以免刺激皮肤。洗后，可适当涂抹一些润肤霜、甘油等油质护肤品，以保持皮肤的润滑。

④ 增加营养，保证机体足够的热量供应，增强抵抗力。

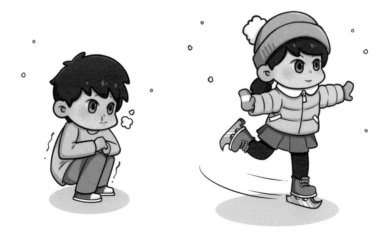

8

异物卡喉
怎么办

如何分辨孩子被卡住了

异物卡喉指的是异物卡到了气管。气管是我们用来呼吸的通道，如果气管被完全卡死了，人便无法呼吸。窒息会导致死亡。

孩子吃坚果时，如花生、瓜子等小而硬的食物，或玩小件玩具、物品时，如果出现呛咳、憋气、面部青紫时，我们就要警惕起来，要仔细听孩子呼吸声是否变粗，有没有喘鸣。

当孩子进食时，突然出现无法咳嗽，不能说话，脸色发青，无法呼吸时，即可确认为异物卡喉，完全梗阻窒息。

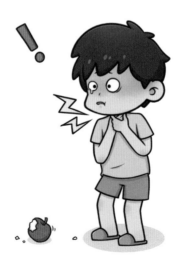

第一时间使用海姆立克急救法

● ● ●

完全梗阻窒息的抢救黄金时间为 4 分钟，当然是越快越好，如果错过了最佳抢救时间，孩子的脑部会因为缺血、缺氧导致不可逆的坏死，就算最后抢救成功也会留下很严重的并发症。

身边人第一时间要做的就是使用"海姆立克急救法"，挽救宝贵的生命。

注意，如果可以呼吸、哭泣、说话或仍能咳嗽，则不应该实施海姆立克急救法。如果鱼刺卡喉不可采取海姆立克急救法，海姆立克急救法针对的是气道异物梗阻窒息，而鱼刺卡喉卡到的是食管。

我们每个人都应掌握海姆立克急救法，关键时刻它能救命，甚至是挽救生命最后的机会！

危急时刻如何救治他人

针对于可以站立的儿童，采用海姆立克急救法时，施救者应蹲在或跪在其身后，采用"剪刀、石头、布"的方法。"剪刀"找肚脐上两指的位置，一只手握拳成为"石头"，"石头"放在"剪刀"找好的位置，另一只手为"布"，"布"包住"石头"，快速地、大力地向后上方冲击，直至异物排出。

如果异物仍未排出，患儿失去反应或丧失意识，应采用心肺复苏急救法。

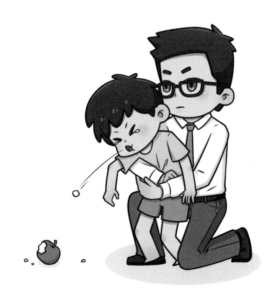

儿童自救的方法

· · · ·

如果自己在家时吃东西卡喉了，导致梗阻窒息，而身边又没有其他人，怎么办呢？

教孩子找一把椅子，手握成拳头放在肚脐上两指的距离，在这里找一个着力点，然后用这个着力点顶住椅子背或者桌子边儿，快速大力冲击腹部，直至异物排出。

注意，平时不建议自行练习，以免造成内脏损伤。

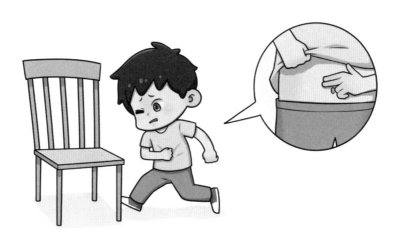

及时采用"心肺复苏法"，让孩子平躺在地板上，实施心肺复苏的急救。如身边有多人，其中一人立即拨打急救电话，另一人立即实施急救（下一章进行详细阐述）。

① 为儿童实施心肺复苏，胸外按压的部位为胸骨中下端，也可以在两乳头连线中点处，男女相同，按压速率是 100 ~ 120 次 / 分钟，进行 30 次按压。

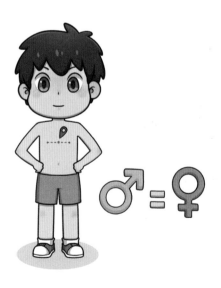

② 开放气道（压额头、抬下巴）。

③ 及时检查口腔是否有异物排出，有的话，小心地将其移除。

④ 没有异物的话，则人工呼吸 2 次。

如此反复，尽可能避免胸外按压中断，直到急救人员到达。

儿童胸外按压深度是 5 厘米；成人胸外按压深度至少 5 厘米，不超过 6 厘米；1 岁以内婴儿按压深度大约 4 厘米。1 岁以内婴儿，双指按压；1 岁以上儿童，单手或双手按压。

生活中一些易引起卡喉的异物

容易引发卡喉的异物	原因
各类果冻	果冻有张力，容易变形，很容易被吸入气道
麻花、糖果	不好咀嚼，容易噎住喉咙
鱿鱼丝	纤维过长、咬感过硬的零食，不适合孩子吃
花生酱	黏稠度过高，不适合孩子吞食
坚果类	体积小，小孩可能来不及咀嚼就吞食下咽
小巧水果	小球形、里面带核的水果不适合孩子吃，如龙眼、葡萄、樱桃等
多纤维蔬菜	纤维多且不易嚼烂，如芹菜、豆芽
大肉块	大肉块不易嚼烂，强行吞入很容易噎到
长面	太长的面条容易被孩子以吸食的方式食用而噎到
多刺的鱼	细小的鱼刺不易清除

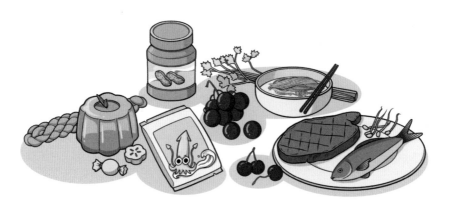

避免异物卡喉的注意事项

· · ·

① 孩子吃饭时，不要逗孩子嬉笑、说话，避免哭闹，防止异物进入气管。

② 仔细阅读儿童玩具的使用年龄，观察小零件是否牢固。

③ 一旦呛咳，家长应采用上述急救方法后尽快把孩子送到医院。不能用手抠，更不能喂水，否则黏稠的食物会发胀，堵住喉咙，更危险。

④ 千万不要直接吞服或含服泡腾片，食用的时候一般泡在水里，待泡腾片充分溶解后再喝下去。

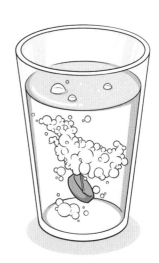

如果让孩子嘴里含着泡腾片再喝水，泡腾片与水相结合，会迅速产生大量气体，有可能导致孩子气道梗阻。

如何做
心肺复苏

什么时候需要做心肺复苏

· · ·

心脏骤停后需要做心肺复苏。如何判断患者心脏骤停，需要做心肺复苏？

① **无反应**：拍打患者并大声呼唤，患者没有痛苦、眨眼、皱眉、呻吟等反应。

② **无呼吸**：胸部无起伏 5 ~ 10 秒。

两者同时具备即可判断患者心脏骤停，应开始心肺复苏。

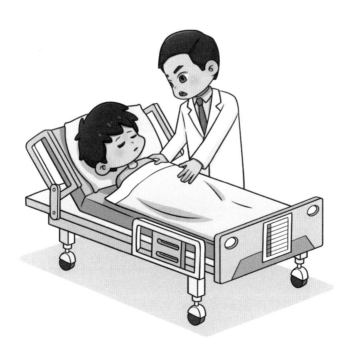

如何做心肺复苏

发现有人倒地，可参考如下步骤施救：

第一步，判断现场的环境是否安全。

第二步，判断意识，拍打双肩，对双耳大声呼喊。

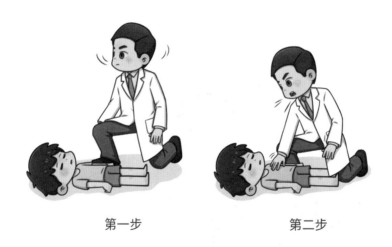

第一步　　　　　　　　　第二步

第三步，若无反应，找人拨打急救电话取来最近的自动体外除颤器（AED）。

第四步，看呼吸，观察患者胸部有无起伏 5～10 秒，如果胸部没有起伏，可以确认没有呼吸。如果没有呼吸或者是不正常的呼吸（下颌式呼吸），就要开始进行心肺复苏。

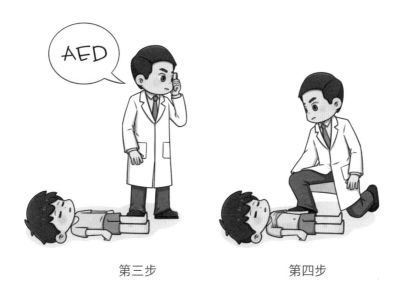

第三步   第四步

第五步，实施胸外按压和人工呼吸。位置：两乳头连线中点处（胸骨中下端），深度：5～6厘米（约一张银行卡的宽度，儿童及婴儿按压深度与方法见前述），频率：100～120次／分钟。按压30次，捏住鼻子和嘴，包嘴吹气2次。一直反复进行，直到AED或急救人员到来。

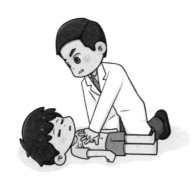

第五步

· · ·

心脏骤停患者早期 85% ~ 90% 是室颤，治疗室颤最有效的方法是尽早用 AED 除颤。把心肺复苏法与 AED 进行有效配合使用，是抢救心跳呼吸骤停患者最有效的手段。

① 开：让患者仰卧，AED 放在患者耳旁，在患者一侧进行除颤操作；按下电源开关或掀开显示器的盖子，根据语音提示进行施救。

② 贴：迅速把电极片粘贴在患者的胸部，一个电极放在患者右上胸壁（锁骨下方），另一个放在左乳头外侧，上缘距腋窝 7 厘米左右。在粘贴电极片时尽量减少心肺复苏按压中断时间。

③ 插：将电极片导线插入 AED 主机，等待 5 ~ 15 秒后分析心律。注意，急救人员和旁观者应确保不与患者接触，避免影响仪器的准确性。如果患者发生室颤，仪器会通过声音报警或图形报警提示。

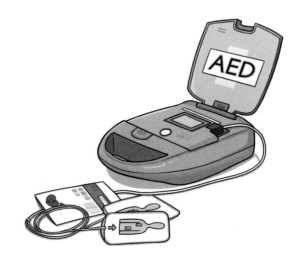

④ 电：按"电击"键前必须确定

已无人接触患者，或大声宣布"离开"。当分析有需除颤的心律时，电容器往往会自动充电，并有声音或指示灯提示。电击时，患者会出现突然抽搐。第一次电击完成后，立刻继续进行心肺复苏。电极片需一直贴在患者身上，每2分钟左右，AED会再次自动分析心律。注意，不要怕，AED是安全的，自动识别后才会进行电击。

心肺复苏六步诀

● ● ●

双手拍肩辨意识，观察胸廓判呼吸；

大声呼叫旁人助，急救电话快速打；

侧跪松衣定好位，手掌翘起十指扣；

上身前倾臂垂直，一秒两次手不离；

清口捏鼻抬下颌，两次吹气要有效；

三十比二持续做，不到成功不言弃。

10

遇到蜱虫
怎么办

千万不要小瞧蜱虫

· · ·

蜱（pí，音同"皮"）虫，是一种体形极小的寄生动物。它不吸血时，米粒大小；吸饱血后，有指甲盖大。

蜱的幼虫、若虫、雌雄成虫都吸血，宿主包括陆生哺乳类、鸟类、爬行类和两栖类，在森林、灌木丛、草原中也多见。

夏季是蜱虫伤人的高发期，当人经过草丛、山林、灌木丛时，蜱虫会附着在人的体表，叮咬吸血。如不及时处理可能会引发蜱虫病，严重的会导致死亡，但不是每一只蜱虫都携带毒素。

吸血前

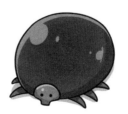

吸饱血后

被蜱虫咬了怎么办

一旦被蜱虫叮咬，千万不可用手强拔，以免其口器留在皮肤内，因为蜱虫的针刺是钩状的。

蜱虫叮咬人后会散发一种麻醉物质，人一般很难感觉到，它将头部埋在皮肤内吸血的同时还分泌一种对人体有害的物质。

① 被蜱虫咬后不能立刻打死它，应该试着把它吹走。也不可用火去烫蜱虫。

② 赶紧找最近的正规医院，医生会在叮咬处给予酒精消毒。一般情况下可以用镊子取出蜱虫，如果不能完成取出，医生会给予被咬处局部麻醉，之后根据情况切除受损的皮肤及组织。注意，蜱虫的口器和倒刺不能留在体内。

③ 根据情况，如果是严重者，医生会选择注射相应的抗病毒药物，在度过潜伏期后，若身体不适，患者还应该及时就医。

如何预防蜱虫叮咬

· · · ·

① 应尽量避免在蜱类的主要栖息地如草地、树林等环境中长时间坐卧。

② 如需进入此类地区，应注意做好个人防护，穿长袖衣服，不要穿凉鞋。

③ 尽量避免家中的爱犬去草丛，并经常给其洗澡。

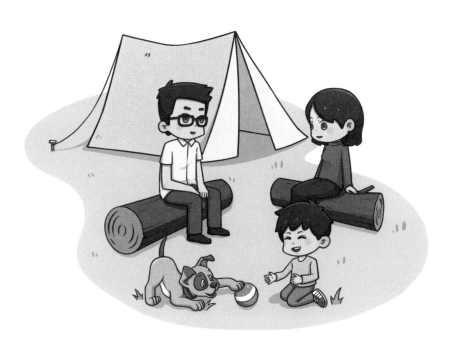

11

鱼刺卡喉了
怎么办

吃饭时不要三心二意

• • • •

　　鱼刺卡喉在我们日常生活中很常见，不仅是鱼刺，就连小的鸡骨头、鸭骨头卡喉也经常发生。

　　鱼刺卡喉，通常是因为吃饭时三心二意，不小心把鱼刺混进饭里咽了下去。鱼刺卡喉若不及时取出，可因异物感染而引发颈深部脓肿，进而发展成败血症、脓毒血症等。更严重者，需心胸外科做开胸手术，才能保住生命。

　　所以，孩子们吃饭时都要细嚼慢咽，出现不适时勿信偏方，及时就医！

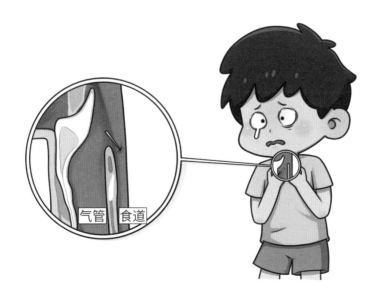

气管　食道

治疗鱼刺卡喉的偏方不可取

● ● ●

① 误区：大口吞米饭、吃硬东西

大口吞米饭或者馒头会把位置很浅的鱼刺推到更深处，可能会伤到咽喉食管黏膜，还可能剔破食管内血管，致其破裂出血。食管下段旁边是气管和主动脉，一旦扎破大动脉血管引起大出血，后果不堪设想。

② 误区：喝醋软化骨头

靠喝两口醋就把卡在食管里的骨头软化是不可能的。鱼刺成分是钙，虽然醋酸能与钙发生反应，但是食用醋的醋酸含量非常低，用它软化鱼刺需要持久的浸泡。

③ 误区：海姆立克急救法

海姆立克急救法是针对气管完全梗阻窒息的急救方法，而不是针对食管。我们被鱼刺卡到的是食管而不是气管，所以鱼刺卡喉不可以使用这种急救方法。

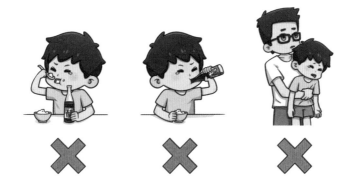

治疗鱼刺卡喉的正确方法

• • •

① 保持镇静，初步确定是否有鱼刺卡喉。如果吞咽时有明显的刺痛，持续固定在一个部位，而咽部静止时疼痛不明显，则有可能是鱼刺卡喉。

② 试着轻轻咳嗽，有时候细小的鱼刺会跟着气流被冲出来。

③ 可自行用小镊子在手电筒照射下尝试取出可以看到的鱼刺。如果连吞口水都能感到疼痛，甚至脖子和胸部都疼痛，应立即去医院，挂耳鼻咽喉科或专门的鱼刺门诊，通过内窥镜可以安全快捷地取出异物。

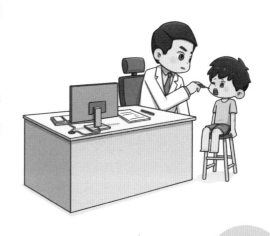

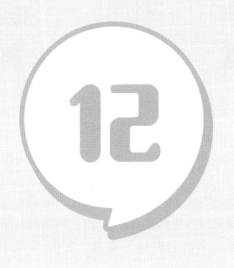

如何预防
酒精中毒

孩子也会酒精中毒吗

• • •

孩子一般不会自己喝酒，但往往会被家中的长辈逗酒、劝酒。过早饮酒，对孩子的发育非常不利，容易引发大脑受损。

另外，如果孩子不小心被烫伤了，家长千万不要用酒给孩子冲洗创面，这样很容易导致酒精被吸收至体内而中毒。孩子发热之后，有的家长用酒精给孩子擦拭前胸、后背，这也会使酒精渗透到皮肤里，导致酒精中毒。

孩子发热后，家长应该用温毛巾擦拭孩子的前胸、后背、腋下和大腿根，对孩子进行物理降温。

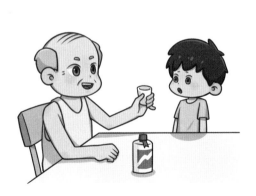

长辈不要劝酒

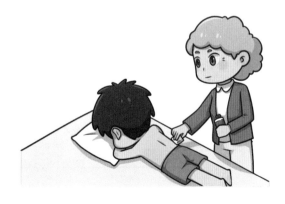

不要用酒精擦背

别用矿泉水瓶装酒精

• • •

  不要用矿泉水瓶装酒精，如果孩子在不知情的情况下拿起来就喝，容易造成酒精中毒。甚至还用矿泉水瓶装农药、84 消毒液，导致孩子误服中毒的悲剧。

  如果家里有矿泉水瓶，要尽快送到废品收购站或者可回收垃圾桶，不装其他东西，防止孩子误服误饮。

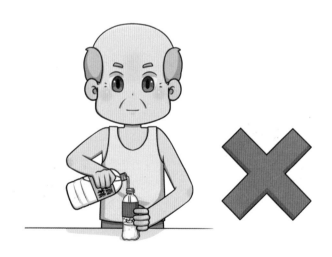

酒精中毒后的急救措施

· · ·

　　首先看是否有症状，如果发生呕吐，需尽快把孩子的头偏向一侧，清除口腔内容物，避免窒息。

　　如果孩子清醒，可以尽快用催吐的方法排出还未吸收的酒精，并及时补充糖水，预防低血糖。

　　如果神志不清，发生心跳呼吸骤停，则应保持患者呼吸道通畅，进行心肺复苏，同时拨打急救电话，以免延误救治时机。

13

如何拨打
急救电话

拨打120时的注意事项

• • •

生活中，我们难免会遇到家人、朋友突发疾病或者意外受伤的情况，此时需要拨打急救电话。学会正确拨打急救电话，可以及时使自己或他人得到运送和救治。

① 确定对方是否为医疗救护中心。

② 在电话中讲清患者所在的详细地址，如"××区××路×楼×号×室"。不要激动、哭泣，也不能只交代如"在某厂家旁边"等模糊的地址。

③ 说清患者的主要病情，使救护人员能做好救治设施的准备。

④ 报告呼救者的姓名及电话号码，一旦救护人员找不到患者，可与呼救者联系，保持电话畅通。

⑤ 若是成批伤员或中毒患者，必须报告事故缘由，如楼房倒塌、火车出轨、毒气泄漏、食物中毒等，并报告人员的大致数目，以便120调集救护车辆、报告相关部门及通知各医院救援人员集中到出事地点。

⑥ 挂断电话后，应有人在住宅门口或交叉路口等候，并引导救护车出入。

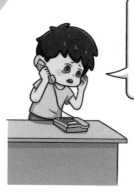
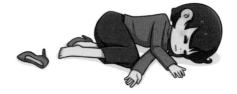

你好，是急救中心 120 吗？我 在 ×× 区 ×× 路 × 楼 × 号 × 室，我妈妈因为煤气中毒昏迷了，她叫 ××，年龄 × 岁，需要一辆救护车。

⑦ 准备好患者的就诊卡、医保卡等。若是服药中毒的患者，要把可疑的药品带上；若是断肢的伤员，要带上离断的肢体等。当然不要忘了尽可能带足医疗费用。

⑧ 疏通搬运患者的过道。

⑨ 若在 15 分钟内救护车仍未出现，可再次拨打 120。如病情允许，不要再去找其他车辆。在等待过程中，如果您取消用车，应再次拨打 120 告知，避免浪费急救资源。

⑩ 选择去哪个医院有两个准则：一是就近；二是考虑医院的特色。对于需抢救的患者而言，争取时间尤为重要，所以要就近选择医院。

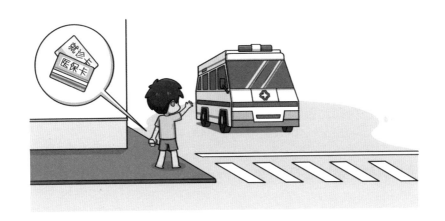

• • •

"喂，您好，我妈妈在家突然出现头晕，既往有高血压病史，位置在 × × 市 × × 区 × × 小区 × × × 号，我妈妈的姓名是张 × ×，年龄 × 岁，需要派一辆救护车。"

"喂，您好，× × 市 × × 区 × × 市场门口，一辆电动车被一辆汽车撞倒，有两名伤者，一人可自行活动，另一人诉腰痛不可自行活动，需要120派车救治。"

警情电话

· · ·

① 遇到意外伤病时，及时拨打急救电话120。

② 发生火灾时，及时拨打119。

③ 遇到违法犯罪等紧急情况时，及时拨打报警电话110。

④ 如果发现有发生车祸伤的患者被困于车内时，拨打122，同时拨打119请消防员人员给予破拆，及时救出被困伤者。

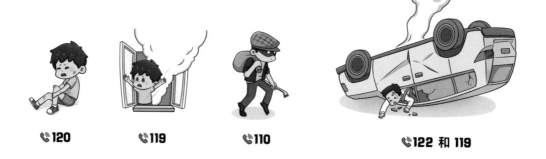

📞120　　　📞119　　　📞110　　　📞122 和 119

有毒的玩具
千万不要买

水晶泥千万不要买

• • •

　　水晶泥色彩艳丽，摸起来软软的，像果冻一样，深受小朋友喜爱。水晶泥含有硼砂，如果孩子皮肤有破损，或者用摸过相关产品的手触碰口腔，水晶泥内的硼砂就会被人体吸收，有些儿童还可能出现皮肤过敏等症状。

　　硼砂是非常重要的含硼矿物及硼化合物，通常为含有无色晶体的白色粉末，易溶于水，毒性较高，世界各国多禁用其为食品添加物。

　　人体若摄入过多的硼，会引发多脏器的蓄积性中毒。硼砂中毒严重时可致人死亡。如果误食硼砂，致死率更高，目前国家已下令禁止硼砂做食物用途。

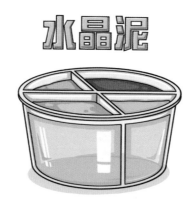

如何预防儿童白血病

· · ·

白血病又叫血癌，如何在生活中预防白血病的发生？

❶ 新装修的房子有毒物较多，建议大家半年之内不要入住。

❷ 不要购买劣质的毛绒或塑料玩具，因为含有大量的病毒、细菌、铅、汞等，对身体有危害。

❸ 远离垃圾食品。膨化食品、辣条、很多添加人工色素的食品，都会导致细胞变异，诱发白血病。

❹ 劣质橡皮泥、水晶泥，里面含有硼或硼砂。

❺ 有的妈妈为了美，给孩子涂指甲油。指甲油里含有大量的苯，苯是导致白血病的直接危险因素。

远离有毒的玩具

爱玩是孩子的天性，他们对一切色彩斑斓的东西都没有抵抗力，但很多漂亮的玩具有可能会危害他们的身体健康。除了硼砂，市面上的"三无"产品很有可能含有超标的细菌、重金属等，家长和孩子不要购买这种危险产品。远离无生产日期、无质量合格证及无生产厂家的"三无"产品，要选择正规厂家生产、具有国家检验标志的玩具。

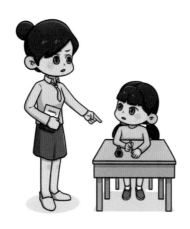

不要涂抹指甲油

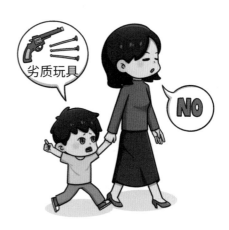

远离劣质玩具

远离常见
但有毒的东西

吃零食前先扔掉干燥剂

孩子吃的小零食里常有干燥剂。有一部分干燥剂的主要成分是氧化钙，氧化钙和水相遇，会生成氢氧化钙，同时产生大量的热。如果孩子出于好奇，将其泡在水里，会有爆炸的风险，导致被炸伤或化学烧伤。所以在吃零食的时候，一定先把这些危险品拿出来扔掉，防止悲剧出现。

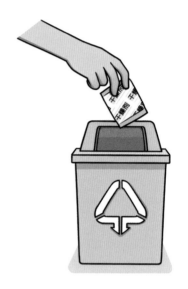

谨防消毒液中毒

有些 84 消毒液的包装做得太像牛奶了，很多小朋友可能会误喝，请家长把消毒液放在孩子够不到的地方。同时也呼吁商家在做消毒产品的时候，不要将外包装做得像牛奶或其他食品的包装。

水银体温计打碎了怎么办

• • • •

水银又叫汞，汞有剧毒，一旦不小心掉到地上摔碎，容易挥发到空气中。它的危害很大，会造成呼吸性疾病、肾脏病变，甚至出现白血病。

如果打碎了水银体温计，要戴口罩、戴手套，开窗通风。不要用墩布、吸尘器、毛巾或抹布去擦，要找一张硬一点儿的纸，再找一个棉签，把水银珠赶到硬纸上来，然后放到一个矿泉水瓶子里盖好盖，放在有害垃圾桶进行处理。

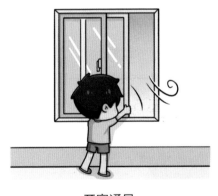

开窗通风

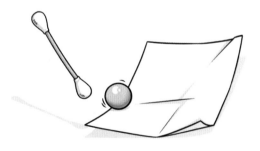

把水银珠赶到硬纸上放进矿泉水瓶拧紧瓶盖，放到有害垃圾桶

误服药物中毒

如果家里的常备药放在比较明显的地方，可能会出现孩子误服的情况。这类中毒都应该就近就医，社区医院会根据具体情况来决定是否洗胃。洗胃的目的就是尽快洗出误服的药物或者毒物，减少人体对其吸收。洗胃后可根据病情再选择到上级医院进行进一步治疗。

另外提醒农村的朋友，很多人家里都储备了给庄稼或果树除害虫的农药，但是小孩好奇心强，容易误服，家长一定要将农药放置在孩子接触不到的地方。

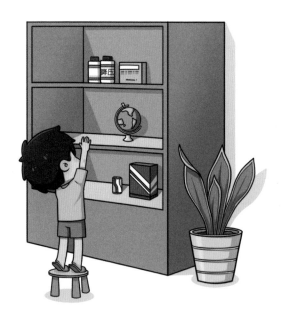

蜂蜇伤了
怎么办

蜂蜇伤后就近就医

· · ·

春、夏季时，每天都会有被蜂蜇伤的患者，轻者给予口服药及外用药，重者危及生命。

人被蜂蜇伤后最怕的是过敏性休克。社区医院有最基本的抢救药物，在出现过敏性休克后应该第一时间在最近的社区医院给予抢救用药，之后酌情转送至上级医院。

怎么区分蜜蜂跟马蜂呢？我们都知道，蜜蜂蜇完人之后很快就会死掉，因为它的毒刺会拖着它的内脏一起留在皮肤表面处；而马蜂的蜂刺可以拔出来再次蜇人，所以大多情况下不会有刺留在皮肤表面。

蜜蜂

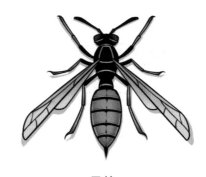

马蜂

被蜂蜇伤后的处置

· · ·

① 立即用针头或者注射器挑出毒刺，或者用卡片刮出蜂刺。

② 针对不同类型的蜂蜇伤可用肥皂水（蜜蜂）或醋（马蜂或黄蜂）反复冲洗，或者用凉水冲洗也可起到消肿缓解疼痛的作用。

③ 局部红肿发痒可外用药膏，然后观察。

④ 若全身出现皮疹、恶心呕吐、心慌憋气、大小便失禁、喉咙发紧、呼吸不畅等不适症状，切记立刻就近就医。

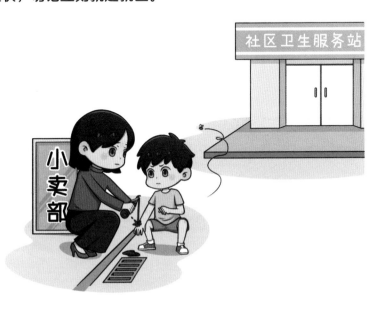

孩子过敏了怎么办

• • •

　　由于个体差异，不仅是蜂蜇伤，药物、食物、花粉等都有可能出现过敏反应：心慌憋气、全身乏力、眼前黑蒙、大小便失禁、全身大片皮疹等，出现这些情况，都应该及时就近就诊。比如，很多人喜欢吃杧果，但是很容易一吃就过敏，一定要小心。

　　抢救就是要争分夺秒，万不可因为错误的执念而延误抢救的黄金时间。突发疾病和意外创伤，建议就近就医先行处理。现在社区医院的医疗配置和技术水平是适应于一些急症治疗的，可以避免很多潜在的风险。

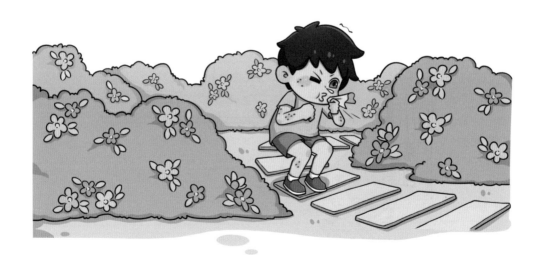

如何预防
溺水

如何辨别孩子是否溺水

夏天来了，天气炎热，家长经常带孩子去游泳馆和海滨浴场，既锻炼身体又消磨时间，但是享受凉爽的同时一定要注意安全。辨别溺水对孩子的抢救极为关键，如果不具备这些常识，很容易酿成悲剧。

① 孩子的嘴没入水中再浮出水面，没有时间呼救。

② 孩子的手臂可能前伸，但无法划水向救援者移动。

③ 孩子在水中是直立的，挣扎 20 ～ 60 秒之后逐渐下沉。

④ 孩子的眼神呆滞，无法专注或闭上眼睛；看起来像是发呆，对询问没有反应。

⑤ 头发可能盖在额头或者眼睛上。

⑥ 小孩子戏水时会发出很多声音，一旦安静无声就要立刻警醒。

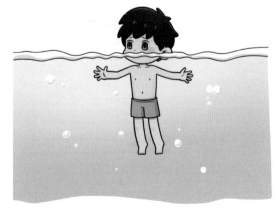

孩子溺水了，怎么救

　　孩子如果在游泳池里溺水，不用清理口腔的异物，因为一般游泳池的水里没有异物，此时要赶紧做心肺复苏。如果在湖泊或者河流里溺水，救上来后第一时间要清理孩子的口腔，因为有时候口腔内可能有一些泥、水草等。

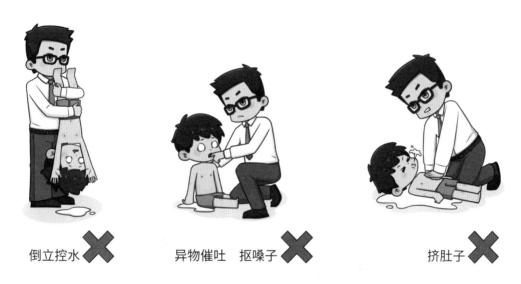

倒立控水 ❌　　　　　异物催吐　抠嗓子 ❌　　　　　　挤肚子 ❌

　　孩子溺水了，以上的救助方法都不正确！任何形式的控水法都是陈旧的、无用的、有害的，对于溺水引发的心脏骤停，争分夺秒地做心肺复苏 +AED 的使用才是有效的急救方法。

溺水急救的正确做法

● ● ●

① 对心脏骤停患者进行识别、呼救、判断、复苏；如果口鼻有异物，先要给以清理，之后捏住鼻子打开呼吸道，吹气 2 ~ 5 次。

② 快速、用力地进行胸外按压（频率、深度如前述）；胸廓充分回弹；尽量减少按压中断；通气有效但避免过度通气，按压 30 次吹 2 次气。

③ 正确使用 AED。

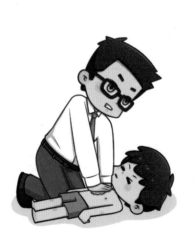 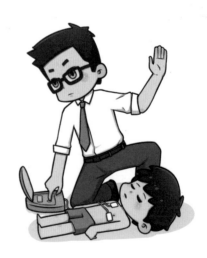

如何避免溺水

· · ·

　　家长带孩子去游泳池，千万不要只顾着玩手机，注意力一定要在孩子身上，切勿远离孩子。不要去湖泊、河流游野泳，很容易发生溺水意外。

　　游泳前要做充分的准备活动，不要去冷水中游泳，当游泳过程中发生四肢抽筋等紧急情况一定要及时求救。掌握溺水后现场急救的正确方法，及时拨打求助电话。

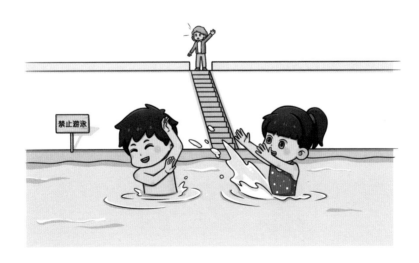

18

中暑了
怎么办

中暑的原因

· · ·

　　中暑是指长时间暴露在高温环境中，或在炎热环境中进行体力活动，导致机体体温调节功能紊乱的一组临床综合征，以高热、皮肤干燥及中枢神经系统症状为特征。夏天天气潮湿闷热，一离开空调房，热浪就扑面而来。长期在高温（气温高于35℃）或在湿度较高和通风不良的环境下运动，容易发生中暑。

　　另外，营养不良、睡眠不足、过度疲劳、精神紧张、穿紧身不透风衣裤、饮酒等，也是中暑常见的诱因。

　　中暑的先兆主要为口渴，食欲不振，头痛，头昏，多汗，疲乏，虚弱，恶心及呕吐，心悸，脸色干红或苍白，注意力涣散，动作不协调，体温正常或升高等。

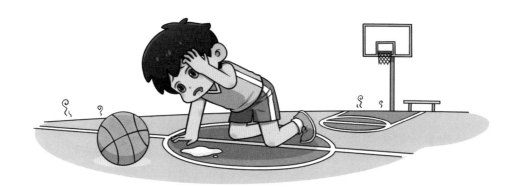

如何预防中暑

- ① 多饮水、保障充足睡眠。

- ② 避免长时间室外运动，室外活动应该穿长袖，避免赤裸上身。

- ③ 室内通风，避免门窗长时间紧闭。

- ④ 每隔 2 小时用凉水冲手、洗脸。

- ⑤ 增强抵抗力、调节情绪、注意休息。

另外，夏天的时候，千万不要独自留在汽车内，家长也不要将孩子遗忘在车内。夏天气温高，车内温度也会随之升高，待在车子里很容易发生中暑。在这样的高温下，体温也会上升，体内水分散失的速度也会加快，可能会引发神经系统功能受损，甚至死亡。

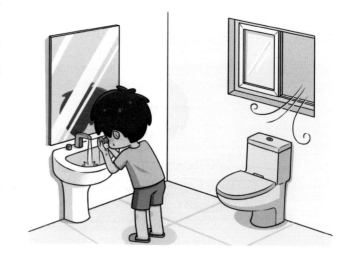

中暑的急救措施

· · ·

不要以为中暑没什么严重的后果，每年因中暑引起热射病从而死亡的病例很多，预防中暑和早期对中暑的处理相当关键。

❶ 停止活动，并在凉爽、通风的环境里休息。

❷ 脱去多余的或者紧身的衣服。

❸ 物理降温，用湿凉的毛巾放在患者的头部和躯干部以降温，或将冰袋置于患者的腋下、颈侧和腹股沟处。

❹ 热射病严重者会出现肌肉不自主抽搐，这时不要在其嘴里放任何东西，不要刻意束缚其抽搐的肢体，可用软物垫在身下；如果发生呕吐，请将患者的头偏向一侧以确保其呼吸道通畅，防止误吸。

❺ 无论症状轻重必须及时就医。

煤气中毒了
怎么办

煤气中毒可以预防

· · ·

　　煤气中毒主要表现为缺氧，其严重程度与碳氧血红蛋白的饱和度成比例关系。生活性的煤气中毒常由冬季生火取暖而室内通风不良所致，且同室人也有中毒表现。

　　对还在用炉火取暖的家庭而言，一定要安装一台一氧化碳报警器，并一定要保证报警器的质量。

　　发现有人煤气中毒后，要迅速将患者转移到空气新鲜的地方，卧床休息，保暖，保持呼吸道通畅，拨打急救电话及时就医。

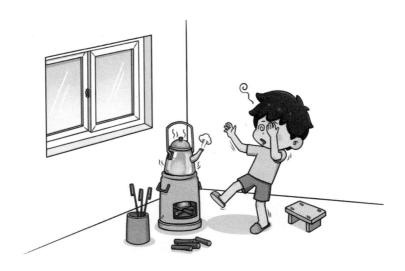

洗澡也可能导致煤气中毒

· · ·

家用燃气热水器导致一氧化碳中毒的事故也是屡屡发生。

家用燃气热水器燃烧时会产生氮氧化物、一氧化碳、醛类化合物、二氧化碳等，若浴室通风不畅，有害气体浓度逐渐上升。随着燃烧时需要消耗大量氧气，洗澡时间过长时人就会缺氧；当燃烧不充分时，便会产生更多的一氧化碳，发生中毒。

所以，在洗澡时出现头晕头痛、眼花耳鸣、恶心呕吐、心慌乏力等症状时，应立即停止洗澡，关闭热水器，开门对流新鲜空气，趁神志清楚时呼救。

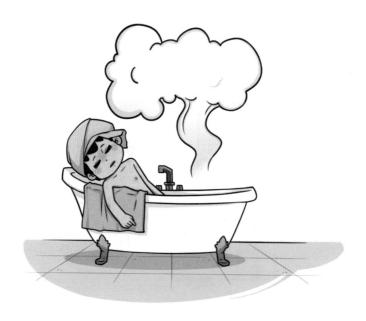

千万不要在车里开空调睡觉

汽车的空调有内循环模式。汽车内空间狭小，密闭性又特别好，如果在车内开了暖气时还开了内循环模式，外界的新鲜空气就很难进入车内。在密闭条件下，车内的空气通过空调进行内部循环，得不到更新。

密闭的车辆停止时如果开空调，发动机排放的尾气会聚集在车辆周围，尾气中的一氧化碳、二氧化硫等有害气体会随空调换风气流进入车内，时间过长就有可能会造成车内人员中毒。

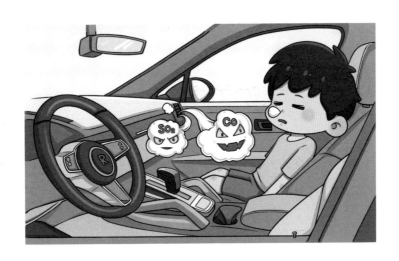

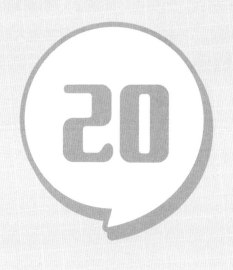

注意交通安全

避免乘车的坏习惯

· · ·

坐车一定要系好安全带，对孩子而言，最安全的方式是坐儿童安全座椅。

乘车时不要把手伸到车窗外面，容易被隔壁车道或者对面车道的车辆弄伤，更不要把天窗打开探出脑袋，以上都是非常危险的做法。

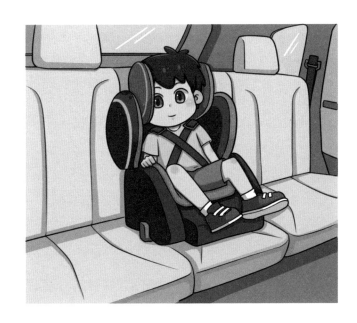

看准红绿灯

• • •

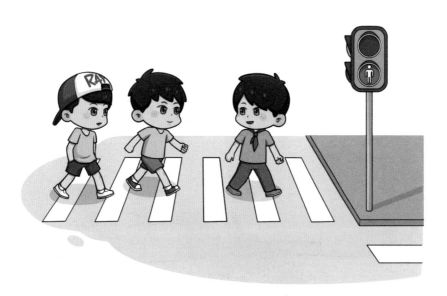

被关进车里怎么办

• • •

① 如果不小心被关进车里，一定要学会开启双闪灯。危险报警闪光灯一般都位于仪表台正中间，即三角形的红色按钮，按下该按钮后，车灯开始闪烁，可以吸引附近行人或者车场保安的注意，及时发现险情。

❷ 学会按响喇叭，能吸引车外行人或者车场保安的注意，及时发现险情。

❸ 知道车内的解锁键在什么位置，以便车内脱困。

❹ 学会在前挡风玻璃处呼救，或找寻尖锐物品敲击车窗玻璃来求救。

作为家长，教会孩子自救只是补救方法，父母还是要重视孩子的安全问题，一定不要把孩子单独留在车内！

不要觉得短时间没问题，夏天温度高，即使短时间也会使车内温度迅速提升，有可能导致悲剧的出现。

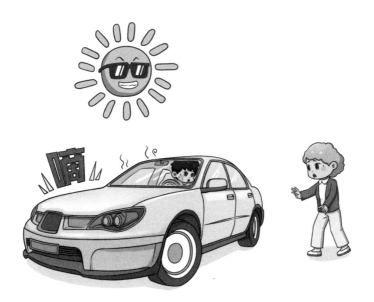

21

如何预防触电和电击伤、电梯坠落

触电后怎么办

· ● ● ●

在生活中，电器无处不在，如果遇到别人触电，千万不要触碰触电者身体！用木棍等绝缘体使被电者脱离危险环境，立刻拨打120急救电话，等待急救医护人员到来。千万不能小看电击伤，最可怕的是它会引起心脏受损。如果被电伤了，哪怕自觉身体没有不适症状，也建议去医院排除潜在的风险。

尽量远离电力设施

· ● ● ●

平时生活中，要尽量远离电力设施，比如高压线、高压电塔、变电器、电闸、配电箱，远离有供电危险标志的一切物品。在无法确保身体和手干燥的情况下，不要碰触插座、开关等带电设备。下雨天避免站到露天的高处，防止雷击。

在遇到地震、洪水等极端天气时，要尽快断掉家中的电源，拔掉家用电器的电源线，避免家中进水导致设备短路和电线短路而造成电火灾。

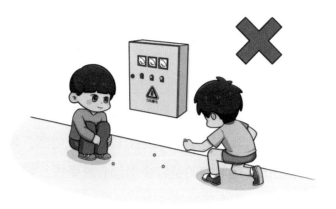

千万不要把喷泉当玩水乐园

· · ·

孩子很容易被喷泉吸引，而且喜欢到喷泉里玩水。如果喷泉的线路零部件或线路出现老化破损、接头脱落、设施不齐全等情况，就很容易发生漏电。另外，部分喷泉的水柱水压比较大，具有一定"杀伤力"。而且，喷泉水是循环使用的，杂质较多，也不适合淋在身上。

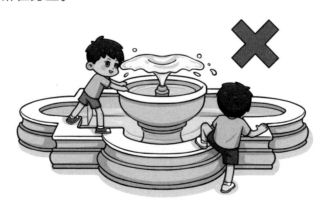

电梯突发坠落怎么办

· · ·

　　如果我们坐电梯时突然出现意外，电梯坠落了怎么办呢？按下每个楼层的按钮？这种方法是没用的。

　　正确的方法是，头部、背部迅速贴住电梯内墙，然后屈膝，起到对坠落缓冲的作用。

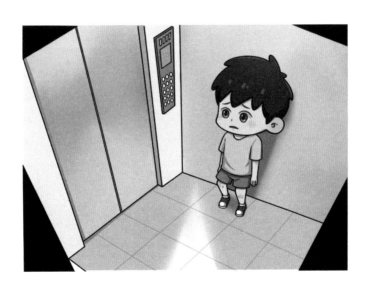

22

极端天气后
如何自救

淋雨后怎么办

① 雨天外出应尽量减少淋雨和在水中浸泡的时间，如果被雨水浸泡，回家后及时淋浴，使用带有杀菌作用的沐浴液。

② 回家后及时脱掉被雨淋湿的衣服，清洗时要用消毒液彻底浸泡。如果贴身的内衣、内裤被雨水淋湿，要用专门的护理液清洗下体。

③ 雨水中的真菌等微生物较多，蹚水后应该用干净的温水彻底清洗。

④ 淋雨后应适当地多喝一些温水。

一定要预防传染病

· · ·

① 暴雨或者地震后，水源很容易被污染，很多传染病可以通过水源传播，所以不要喝生水，尽量喝相对清洁的水，比如密封桶装水、瓶装水或烧开后的水。

② 不吃腐败变质或被污水浸泡过的食物，因为上面附着了很多微生物，不能再食用。

③ 雨后应尽快清理环境卫生，避免滋生蚊蝇及细菌等微生物。外出时要严格佩戴口罩，尽量避免大范围人群聚集。

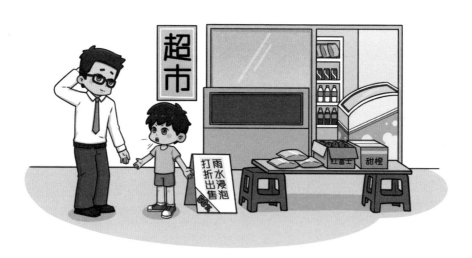

23

孩子发热了怎么办

要选择正确的物理降温方法

· · ·

　　我们不要用酒精擦拭的方式给孩子降温，可以用温毛巾擦孩子的前胸后背、大腿根，烧得比较高的情况下赶紧去医院。

　　孩子发热后不要捂汗，因为这样做汗就被捂住了，无法挥发出去，核心体温升高，容易导致高热惊厥。

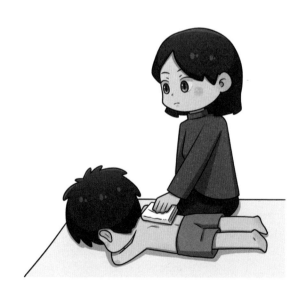

这些方法千万不要用

· · · ·

孩子发热后，有一些方法不要做。首先，不要用酒精去擦拭前胸后背、大腿根，容易导致孩子出现急性酒精中毒。其次，如果高热后出现惊厥抽搐，不要用勺子或者其他物品给孩子撬牙，容易导致牙齿脱落。

孩子抽搐时，不要给孩子喂水吃药。孩子烧得非常严重的情况下要尽快送医院，千万不要自行解决。

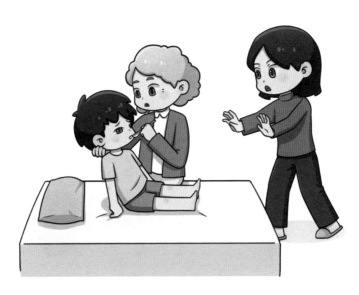

不要用勺子给孩子撬牙

如何让孩子提高抵抗力、少生病

· · ·

① 均衡的饮食：五谷杂粮，荤素搭配，水果、蔬菜、牛奶、蛋类等合理搭配，不要挑食。

② 充足的睡眠：对孩子身体的机能的恢复和调节有很大帮助。

③ 生命在于运动，动起来可以加速身体代谢。

④ 保持好的心态、好心情。

⑤ 定期体检至关重要，很多疾病早期发现之后都能治愈，早发现、早诊断、早治疗、早康复。

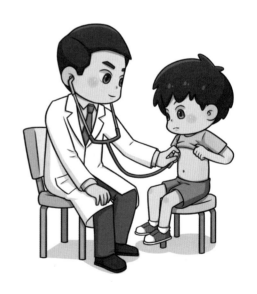

24

破伤风离我们
并不遥远

什么是破伤风

在生活中，我们经常会听到"破伤风"这个词。有时候不小心受伤了，比如脚踩到钉子、工作时被铁片刮伤了等，去医院处理伤口的时候，医生可能会要求打破伤风针。

"破伤风"到底是什么呢？其实，破伤风是一种菌——破伤风梭菌，和"风"是没关系的。破伤风是破伤风梭菌经由皮肤或黏膜伤口侵入人体，在缺氧环境下生长繁殖，产生毒素而引起肌痉挛的一种特异性感染。

破伤风梭菌多生长在泥土、人和动物的粪便里及铁锈中，以芽孢状态分布于自然界，对环境有很强的抗力，能耐煮沸 15～90 分钟。据世界卫生组织报告，全球每年约有 100 万人死于破伤风，而生活中最常见的破伤风，是因为伤口处理不当造成的。

由此可见，破伤风不仅是一种极为危险的感染性疾病，而且离我们并不遥远！

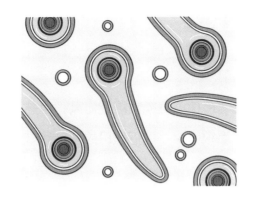

破伤风都有哪些症状

· · ·

破伤风感染后往往不会马上出现症状，会有一段无典型症状的潜伏期。潜伏期一般为 3 ~ 21 天，多数情况下会在 10 天左右。一般潜伏期越短，病情越重，预后越差。

一部分破伤风患者感染的伤口，局部可能呈现无明显的炎症或感染现象，甚至有些看上去已经愈合，导致很多人误以为自己只是受了"小伤"，而耽误了最佳的治疗时间。

目前，对破伤风的认识是防重于治。破伤风可以预防，措施包括注射破伤风类毒素主动免疫、正确处理伤口，以及在伤后采用被动免疫，预防发病。

哪些伤口更容易破伤风呢

· · ·

虽然我们可以通过主动接种疫苗来预防破伤风，但并不是注射过一次之后就终生免疫的。根据世界卫生组织建议，以下伤口类型导致破伤风的风险较高，应该按照破伤风预防流程接种疫苗：

① 包括烧烫伤、冻伤在内，需要接受外科处理但超过 6 小时没有处理的伤口。

② 包括烧烫伤、冻伤在内，伤口内有异物或是较多坏死组织，特别是被尘土、人畜粪便或唾液污染（动物咬伤）。

③ 深部穿刺伤（比如钉子、鱼钩等）。

④ 弹头或弹片、金属划伤。

⑤ 开放性骨折及挤压伤。

⑥ 外伤伴有血压下降等败血症表现；糖尿病、血管炎等患者易发生迁延不愈的慢性伤口，伤口感染风险大；肛周脓肿、结直肠溃疡等病患伤口易被粪便污染。假如这些患者病史长、污染重，也应警惕破伤风风险。

什么时候打破伤风针

• • •

打破伤风疫苗越快越好，最佳时间是在受伤后的 24 小时内。

① 疫苗注射后需要观察半小时，看是否有不良反应。

② 注意保护伤口，保持清洁和干燥，不要沾水。

③ 注意饮食，一周内避免食用辛辣刺激性食物，禁烟酒。

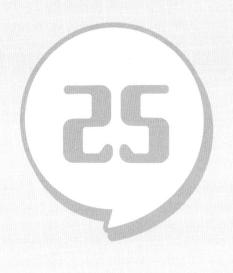

25

突然肚子痛怎么办

千万不要立刻吃药

· · ·

如果孩子肚子突然不舒服、疼了，不要吃止疼药，因为吃止疼药会掩盖病情。

如果是胃部疾病导致疼痛，比如胃溃疡，吃止疼药有可能会造成胃穿孔；比如右下腹阑尾区域压痛，有可能是阑尾炎，如果这时候吃了止疼药，吃完之后觉得不疼就不来医院了，很容易延误病情。

在不明原因的情况下，千万不要乱吃止疼药，要及时去医院就诊。

男孩子肚子痛，当心这个病

· · ·

早晨起来，在床上蹦了几下或者因为体位的改变导致下腹牵拉痛，要小心有可能是睾丸蒂扭转。这时家长用手去摸孩子的睾丸，如果孩子感到睾丸有明显的不适，要赶紧带孩子去医院检查。

如果 B 超提示睾丸蒂扭转，是非常危急的，时间过长会导致睾丸缺血坏死。如果孩子在活动之后或者体位改变之后出现睾丸不适伴下腹坠痛感，要小心睾丸蒂扭转。

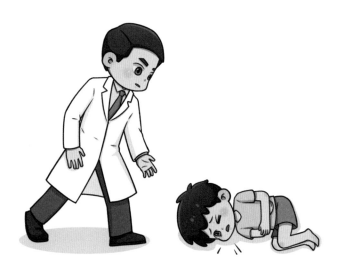

猫、狗咬伤怎么办

被猫、狗抓咬伤之后怎么办

· · ·

如果被猫、狗抓伤咬伤了，伤口出现轻度红肿、少量渗血，应该第一时间用肥皂水冲洗至少 15 分钟，这样可以大大降低感染的概率。冲洗完后可以抹碘伏，然后再去医院接种疫苗。

如果伤口很深或者活动性出血，用纱布按压出血部位，立刻去医院，由医生对伤口进行评估，判断暴露级别，进行相应处理。

及时接种疫苗是有效防止狂犬病的一种方式，但是伤口的早期处理也很重要。

狂犬病疫苗，应该怎么打

· · ·

目前我国批准的狂犬病暴露后免疫程序为 5 针法和"2-1-1"法。5 针法：在第 0、第 3、第 7、第 14、第 28 天各接种 1 剂疫苗，共接种 5 剂；"2-1-1"法：在第 0 天左右胳膊各接种 1 剂疫苗，第 7、第 21 天各接种 1 剂疫苗，共接种 4 剂。

遛狗一定要拴绳

· · ·

　　春夏季是狂犬病高发期，接触犬类时更应该多加留意，做好防护，避免被咬伤、抓伤。

　　要给家里的猫、狗积极地接种疫苗。

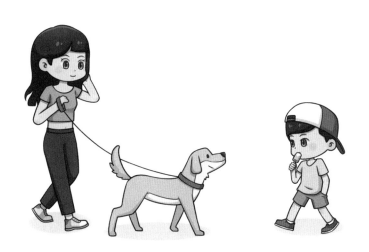

医路向前巍子 著

给孩子的健康安全指南

（全3册）

生活习惯篇

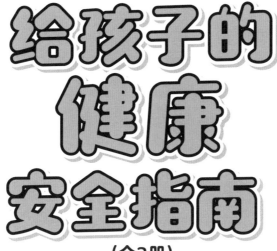

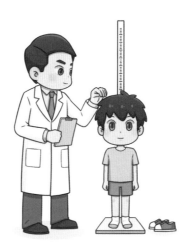

科学技术文献出版社
SCIENTIFIC AND TECHNICAL DOCUMENTATION PRESS
·北京·

图书在版编目（CIP）数据

给孩子的健康安全指南：全 3 册 / 医路向前巍子著 . — 北京：
科学技术文献出版社，2023.3
ISBN 978-7-5189-9998-9

Ⅰ.①给… Ⅱ.①医… Ⅲ.①儿童—保健—指南Ⅳ.① R179–62

中国版本图书馆 CIP 数据核字 (2022) 第 251243 号

给孩子的健康安全指南：全 3 册

责任编辑：王黛君　宋嘉婧　　　责任校对：王瑞瑞　　　责任出版：张志平

出　版　者	科学技术文献出版社
地　　　址	北京市复兴路15号　邮编　100038
编　务　部	（010）58882938，58882087（传真）
发　行　部	（010）58882868，58882870（传真）
邮　购　部	（010）58882873
销　售　部	（010）82069336
官 方 网 址	www.stdp.com.cn
发　行　者	科学技术文献出版社发行　全国各地新华书店经销
印　刷　者	北京盛通印刷股份有限公司
版　　　次	2023 年 3 月第 1 版　2023 年 3 月第 1 次印刷
开　　　本	889×1194　1/24
字　　　数	100 千
印　　　张	12
书　　　号	ISBN 978-7-5189-9998-9
定　　　价	98.00 元（全 3 册）

目录
CONTENTS

爱护眼睛，
预防近视

养成正确的读写姿势

眼睛越靠近物体，睫状肌使用的力量就越大，眼睛就越容易疲劳。因此，眼睛和书本要保持一定距离，不能歪着头或躺着、趴着看书。

另外，不正确的读写姿势还容易引起驼背、胸廓变形，影响身体健康发育和形体美观，要尽量使用能够匹配身高的课桌椅，保持正确的坐姿。

好的坐姿，要肩平、腰直、挺前胸，必须坚持"一尺一拳一寸"：胸前与桌子间隔一拳（一个拳头的距离）；眼睛与书本距离一尺（约 33 厘米的距离）；握笔的手指与笔尖距离一寸（约 3 厘米的距离）。

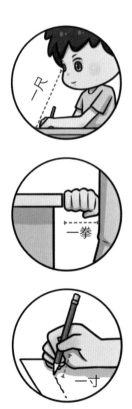

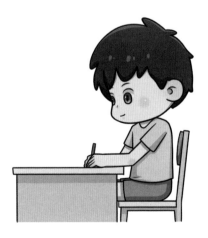

如何保障视力健康

如果发生了眼部疲劳，应及时休息调整进行缓解。持续看书 30 ~ 45 分钟后，休息放松 5 ~ 10 分钟，并尽量向远眺望；夜间看书，台灯和背景灯都要打开；多参加户外活动。

尽量限制使用手机和电脑的时间与频率，非学习目的电子产品单次使用时间不宜超过 15 分钟，不要在走路、吃饭、卧床、晃动的车厢内、光线暗弱或阳光直射等情况下看书或写字。

另外，充足的睡眠和合理的营养是保证视力健康的基础，每天睡眠时间要达到 9 ~ 10 小时。均衡饮食，少吃甜食、油炸食品，少喝含糖饮料。多吃蔬菜水果，适量摄入鱼类、豆制品和鸡蛋等优质蛋白，也可适量食用胡萝卜、蓝莓等对眼睛有益的食物。

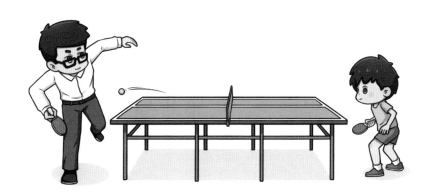

近视的症状有哪些

· · · ·

　　作为一个学生，如果上课时发现看不清黑板上的文字或者远处的物体，就要考虑是否近视，眼睛视物模糊、干涩、疲劳，注意力不集中、头晕等都是近视的症状。

　　预防近视一定要做到早发现、早预防，一旦确诊为近视，应该尽早在医生指导下配戴眼镜，并定期复查。目前没有治愈近视的方法，只能通过科学的矫正、改善用眼习惯等方式避免近视加重。

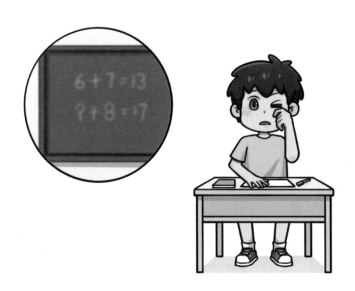

儿童眼保健操

正确的眼保健操可缓解眼疲劳，有预防近视的作用。

　　做眼保健操之前，先把手洗干净。然后，轻闭双眼，身体坐正，双腿自然放松，双手自然搭在腿上，放松肩部，放松面部肌肉，深呼吸，吸气、呼气，吸气、呼气，然后开始按揉穴位。

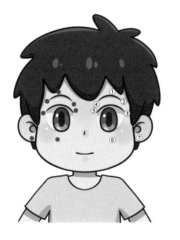
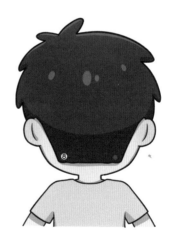

① 鱼腰穴
② 丝竹空穴
③ 太阳穴
④ 攒竹穴
⑤ 晴明穴
⑥ 四白穴
⑦ 眼穴
⑧ 风池穴

眼睛不舒服怎么办

不要长时间看手机

· · ·

　　手机强光对眼睛的损伤很大，一定要注意不要在关灯之后玩手机，也不要长时间用眼过度。眼睑上有睑板腺，眨眼时会挤压睑板腺。眼睛一直盯着手机，会导致眨眼的次数减少，泪液挥发增加，睑板腺会逐渐萎缩，从而出现干眼症。

　　所以，我们应该适当、适度地使用手机，更要避免在黑暗的环境下看手机。

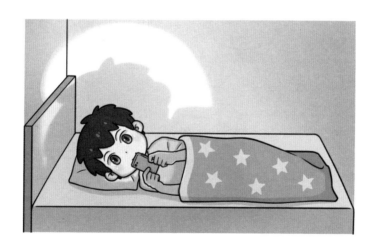

眼睛发干的时候怎么办

如果眼睛发干，可以先搓手，搓热后敷在眼睛上，热度的传递有助于血液循环，缓解疲劳。

另外，在家里面可以拿温毛巾拧干，微敷眼部，也可以用温水的水蒸气慢慢熏眼睛，缓解眼干和眼疲劳。

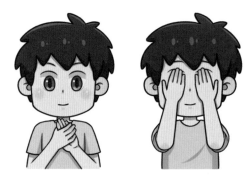

手搓热敷在眼睛上

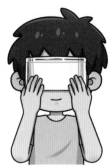

用温水的水蒸气熏眼睛

如何正确使用眼药水

· · · ·

　　眼睛不舒服时，可酌情滴眼药水。滴眼药水的时候，直接滴在眼球上是错误的方式。

　　眼药水的正确使用步骤：认真洗干净手；扒开下眼睑，把眼药水滴到此处；闭上眼睛，上下左右转动眼球；按摩一下眼角，切记不要揉眼球。

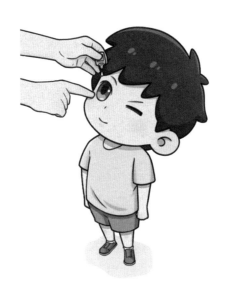

眼外伤和感染

如何预防眼外伤

． ． ． ．

眼睛是人体非常敏感而脆弱的器官，孩子大多活泼好动、好奇心强，很容易发生磕碰，伤及眼睛。在家庭中，要尽量减少尖锐物与孩子直接接触，如桌角、铅笔、剪刀、小刀，教给他们正确使用尖锐工具的方法，不要伤到自己。

另外，化学用品也非常容易腐蚀孩子的眼睛，比如食品袋中常见的食品干燥剂容易导致角膜糜烂，洁厕剂、84 消毒液等也会伤害孩子的眼睛，千万不能让孩子接触。尽量不给孩子购买投掷类、弹射类型的玩具，如飞镖、弓箭和玩具手枪，如果购买也一定要在家长的看护下玩耍。

不要让孩子单独燃放烟花爆竹，远离烟花燃放地点。

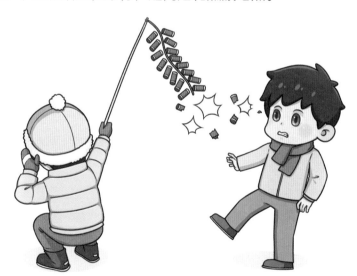

眼睛受伤了怎么办

· · ·

① 铅笔、剪刀、针等危险物品不小心戳伤、扎伤眼睛时，应立即以洁净纱布轻轻包扎，送往医院。

② 洁厕剂、杀虫喷雾剂、酒精等化学物品不小心洒入眼睛时，应及时用大量清水冲洗后前往医院就诊。

③ 眼中进入异物可尝试将上眼皮拉起，让异物随着泪液流出，或用抗生素眼药水、生理盐水冲洗，如仍觉得不舒服，应去眼科就诊；不要揉眼球。

如何避免眼部感染

· · ·

如果眼睛出现了瘙痒、红肿、分泌物增多等症状，有可能是感染了阴虱等寄生虫，它会引发眼部感染和其他眼部并发症，需尽快就医，否则将延误病情或并发其他疾病。

避免眼部感染要讲究个人卫生，不舒服时及时到正规医院就诊。

① 日常要勤洗澡、勤更衣、勤换洗被褥，不给寄生虫提供生存环境。

② 勤洗手，不要用手揉眼睛。

③ 如在家中养宠物，一定要做好防虫工作；经常为它们梳洗毛发，用含有杀虫成分的浴液定期洗澡。尽量不带宠物去野外的树丛和草地。

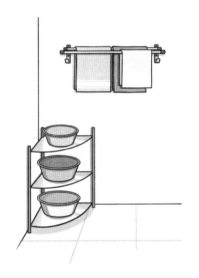

每人使用单独的脸盆和毛巾

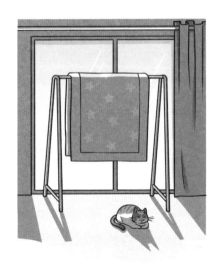

洗完后的被褥要暴晒

如何养成
作息好习惯

如何快速入睡

· · ·

　　很多人之所以辗转反侧睡不着，是因为大脑的思维还很活跃。要想快速入睡，一躺在床上就要开始放松，可在心中默念：头皮放松，眼睛放松，鼻子放松，嘴放松，然后手可以慢慢地握拳，用指尖去触碰掌心，感受它的温度。

　　睡觉之前千万不要玩手机，也不要想特别兴奋的事情，不然会让大脑过于兴奋而无法安然入睡。

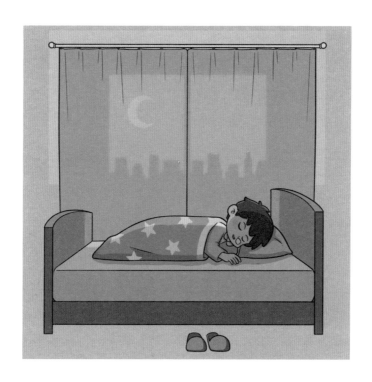

如何让熬夜的损伤降到最低

熬夜固然不好，但有的孩子因为学习的压力，很多时候不得不熬夜，如何让熬夜的损伤降得更低呢？

① 熬夜期间适当吃一些水果，注意不要吃刚从冰箱拿出来的凉水果。

② 如果熬了一个通宵，早上最好吃早餐，不要吃得太油腻。

③ 喝牛奶，最好是热牛奶。

④ 多喝白开水，促进代谢循环。

⑤ 尽量少喝浓咖啡、浓茶，对心血管会有影响。

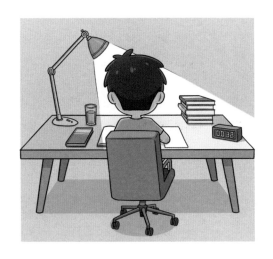

什么睡姿有助于睡眠

• • •

　　睡觉的时候，很多人都喜欢在腿中间夹着被子，或者夹一个抱枕。这个睡姿是有好处的，首先有安全感，有助于睡眠；其次有助于腿部、腰部、髋部的肌肉放松，第二天醒来后很舒服；最后，夹着被子或抱枕睡觉的方式有助于散热。

作息时间表

• • •

时间	生活、学习安排	完成情况

如何正确起床

早上猛起床对腰椎不好，同时会因血流的问题导致脑部缺氧、头晕。怎么正确起床呢？醒来后我们先在床上左翻翻右翻翻，睁开眼睛，等 1 ~ 2 分钟之后再慢慢地起来，伸个懒腰。

起床之后并不建议把被子立刻叠起来，因为我们睡了一晚上，被褥里会有汗液、皮脂、螨虫，把被子叠起来后这些杂物在里面再一次发酵，下一次摊开盖的时候其实对我们的健康不利。早上起来先不要叠被子，把被子摊开，让阳光晒一晒更健康。

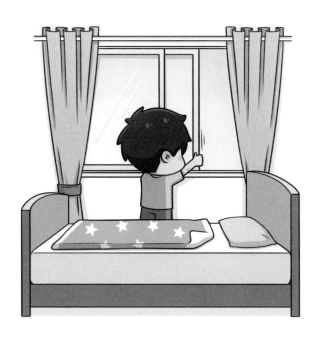

如何缓解颈部
不适与预防血栓

怎样缓解颈部不适症状

· · ·

低头玩手机、打游戏或者玩电脑，一玩就是几小时，这种情况现在很常见，但对颈椎的损伤非常大。

我们的颈椎并不是直的，而是弯曲的，长期低头会导致颈椎变直，进而压迫里面的神经、血管、脊髓，出现手臂发麻、头晕、脖子疼等症状，所以一定要保护好颈椎。

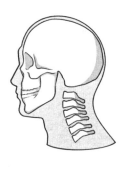 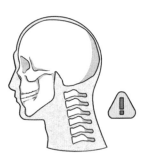

弯曲的颈椎　　　　　　变直的颈椎

缓解颈部不适，可以多练习抬头，适当地、慢慢地左右转动颈部。

还有一种方法，头贴墙，肩膀贴墙，屁股贴墙，脚后跟贴墙，站成一条线，这样也可以锻炼颈椎。

另外，不要轻易让别人给你扳脖子，轻者觉得不适，严重者会引发高位截瘫甚至死亡。

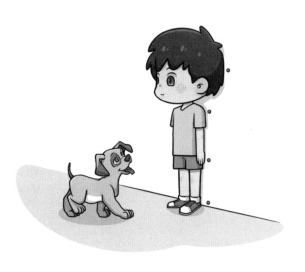

简单毛巾操缓解颈部不适

· · ·

缓解颈部不适的毛巾操，只有3组动作，很简单。

第一组动作，把毛巾放在颈后，抵抗着去摩擦，这样可以促进血液循环，缓解颈部不适。

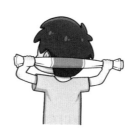

第二组动作，双臂先伸直后弯曲，重复这个动作，练习背阔肌力量，缓解颈部不适。

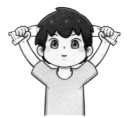 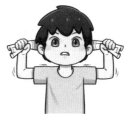

第三组动作，伸直双臂，然后头往另一边尽力够到肩膀，起到抵抗作用。

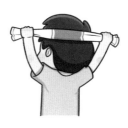 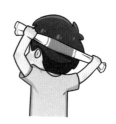

每组做20次。这3个动作每天练2~3次，可以有效缓解颈部不适。

如何预防血栓

随着电子产品的发展和普及，很多人"离不开"手机。但长时间玩手机，保持低头、久躺、久坐的状态，容易形成血栓。预防血栓，要"动"，活动起来，运动起来，改掉久坐不动的不良生活习惯。虽然此问题儿童不多见，但是也建议孩子久坐后多多运动。

经常练习两个小动作，可以预防血栓。

第一个动作，把脚放在地上，像踩刹车一样抬、踩，利用小腿肌肉压缩，防止血栓形成。

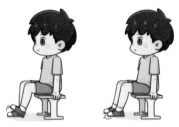

第二个动作，躺在床上，双腿像骑自行车一样运动。

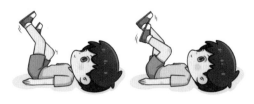

血栓一旦形成很有可能会危及生命，所以平时一定要多加练习以上两个动作。

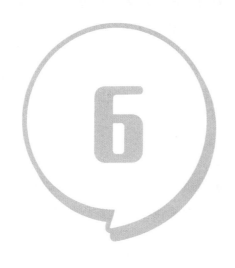

注意个人
卫生习惯

内衣不要混在一起洗

很多女性家长可能有妇科疾病，但是自己并不知道或不太在意。如果把大人和孩子的内衣混起来洗，容易引起交叉感染。

孩子抵抗力比较弱，而且内裤比袜子更脏，应该分开洗，洗完内裤之后用开水烫一下，挂起来晾干。

另外，要让孩子学会正确的擦屁股方法。拉完大便后，用纸从前往后擦，防止大便蹭到尿道口，引发炎症。很多孩子擦错后，引起了泌尿系感染。

不要乱穿大人的鞋，有些家长有脚气，孩子乱穿大人鞋可能会导致交叉传染，如果家里大人有脚气建议及时治疗。确诊为脚气后，家长和儿童均可外用联苯苄唑喷雾，包括鞋和袜子，坚持使用 4 周。

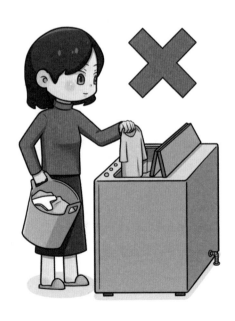

肚脐里面的泥不能刻意去抠

• • •

肚脐里有死腔，一些泥、污垢会存在里面。民间常说，肚脐里有泥不能抠，不然烂肠子、拉肚子，这种说法是错误的。

其实我们用棉签适当地去蘸一蘸肚脐，或正常洗澡也可以，不用刻意去抠，以免损伤皮肤，导致感染。

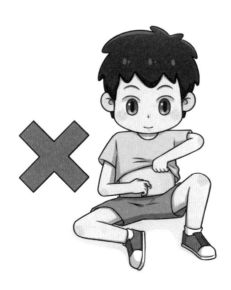

千万不要薅倒刺

很多小朋友一有倒刺就习惯性拿牙去咬，或者用手去撕，这是不对的。口腔里有很多细菌，有可能会导致感染，手撕倒刺可能会加重损伤，最好的方法就是把指甲刀消毒后，剪掉倒刺，随后可再用碘伏消毒局部。

剪指甲的时候，有人喜欢把指甲两侧剪得特别短，这样有可能会损伤甲床，甲床是用来长指甲的，手指两侧的甲床增生后长出的指甲容易嵌入肉里形成嵌甲，从而引起甲沟炎，所以不要过度修剪手指或者脚趾两侧的指（趾）甲。

把指甲刀消毒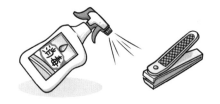

剪掉倒刺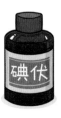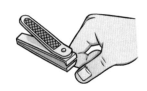

如何正确洗澡

哪些情况不能立即洗澡

① 空腹的情况下洗澡，有可能会引起血管收缩，导致晕厥；而刚吃饱就去洗澡，可能会引起心脑血管意外，建议饭后 1 ~ 2 小时后再去洗澡。

② 剧烈运动后，不建议立即洗澡。刚做完运动，满身大汗，如果立即洗凉水澡，身体受到冷水的突然刺激，会使血管收缩，加重心脏的负担，可能会出现心脑血管意外。

③ 身体不舒服的情况下，不建议洗澡，会增加我们的基础代谢，适当用温毛巾擦一下前胸后背就好。

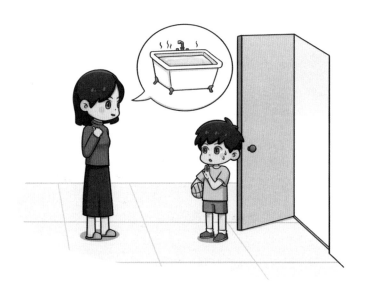

如何正确洗澡

❶ 洗澡前先喝杯温水，洗澡时一般会流失汗液，洗澡后容易口渴，洗澡后可再喝一小杯，使身体继续温暖，汗液不匮乏。

❷ 洗澡时间不宜过长，洗澡的时间宜在 20 分钟以内，水温在 40℃左右。

❸ 冬天天气比较干燥，要减少沐浴露的使用。沐浴露会带走身体表面皮肤的油脂，加重干痒症状，建议一周用 1 ~ 2 次。洗澡时不要用搓澡巾大力搓洗皮肤，容易破坏皮肤的角质层，导致皮肤敏感等问题。洗完澡可以往身上、手上多抹一点乳液，防止皮肤发干、发痒。另外，注意不要频繁洗澡。

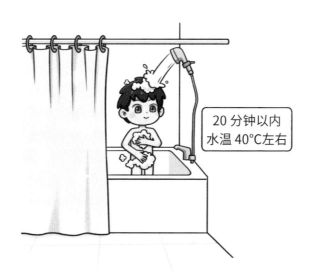

20 分钟以内
水温 40℃左右

8

不能随便
掏耳朵

千万不要用棉签掏耳朵

棉签有时候能把耳蚕掏出来，但棉签也有可能会把耳道里的耳蚕顶得更深，而且棉签上的棉絮有可能会残留在耳道里。这种错误的掏耳朵方法会损伤耳道，有可能引起感染，导致癫痫、外耳道乳头状瘤、耵聍腺癌等病，所以不能用棉签掏耳朵。另外，更不能用棉签坚硬的一头掏耳朵，会损伤鼓膜。

耳蚕会随着吃饭咀嚼、打呵欠等动作向外移动、掉落，一般不会堵塞耳孔。

如果真觉得不舒服，建议去医院看耳鼻咽喉科，不要自行盲目地去掏。

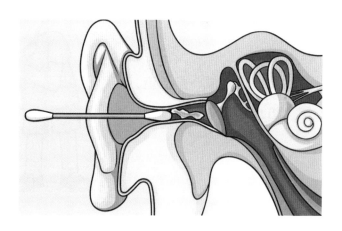

耳朵进了异物怎么办

· · ·

　　如果孩子不小心把异物弄进了耳朵里，第一时间应该冷静，不要慌，避免哭闹把异物弄得更深；然后家长要确认进入耳朵的到底是什么东西，这样才能更好地帮助孩子取出来。

　　一定不能自行用棉棒、棉签、掏耳勺帮孩子取异物，以免捅得更深或者造成耳损伤。如谷类、豆类等比较光滑的植物塞进耳朵里，可以将一侧的耳朵朝向地面，慢慢地拉耳朵，单腿蹦一蹦，利用重力让异物排出，多尝试几次。

　　如果异物没有排出，及时带孩子去医院，在途中尽量选择将患侧耳朵朝下的体位，以免异物进得更深。

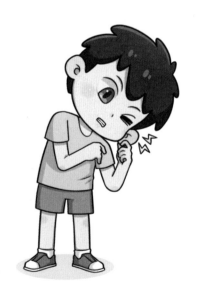

　　如果异物排出了，也要去医院进一步检查，看一看有无异物残留，防止引发并发症及后遗症。

飞虫进了耳朵怎么办

· · ·

　　我们在户外游玩时，很容易有小的飞虫飞进耳朵眼里，这个时候应该怎么办？大多数飞虫是追光的，但是有一些爬虫是畏光的，一旦耳道有昆虫进入，切勿强掏，应急方法要"因虫而异"！

　　蚊子、飞蛾等趋光性昆虫进入耳道后，可用手电筒等强光设备照射耳道，诱使昆虫爬出或飞出。

　　蟑螂、蜈蚣、蚂蚁等虫子，用光照反而会令其往里钻，最好的方法还是直接去医院寻求耳鼻咽喉科医生帮助。

　　昆虫等异物进入外耳道后，千万不要用手指或挖耳勺深挖，以防昆虫进入更深的位置而损伤外耳道及鼓膜，影响听力；家长如发现孩子经常掏耳，要警惕是否有昆虫进入耳道，应及时就医检查，避免漏诊。

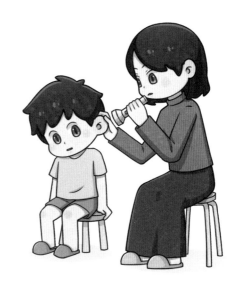

9

如何保护
自己的牙齿

如何正确刷牙

· · · ·

　　保护牙齿，从刷牙开始。标准的刷牙方法是世界标准巴氏（Bass）刷牙法，刷毛指向牙根方向，牙刷和牙齿呈 45°，不能横着刷；在交界位置水平颤动；颤动十次往下刷一次。

　　每天早晚要刷牙，养成饭后漱口或刷牙的习惯，每次刷牙不少于 2 分钟，每 3 个月更换牙刷。

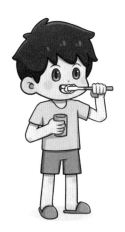
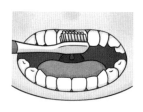
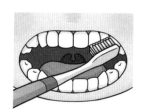
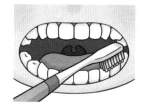
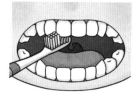

巴氏刷牙法

如何选择牙刷、牙膏

牙刷让牙齿和口腔更加健康，但牙刷使用时间过久会导致细菌滋生，容易引发口腔疾病。一般牙刷的更换时间是 3 个月，但是如果发现牙刷上的毛卷了或者分叉了，建议及时更换。

另外，牙膏的主要成分是打磨剂和发泡剂，建议不要过多相信牙膏的夸大功能。牙齿不舒服，应该去正规医院检查，不要全靠牙膏，牙膏没有特别大的功效，建议牙膏也定期更换。

牙齿不小心磕掉了怎么办

如果是外伤导致的牙齿脱落，千万不要用卫生纸包住它，可以把脱落的牙齿泡在牛奶里，然后及时去医院，牙齿在 2 小时之内的成活率是很高的。

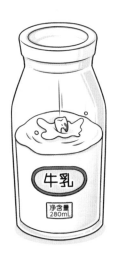

牛乳

净含量
280mL

10

不能忽视的
口腔疾病

令人尴尬的口臭

最常见的口臭原因是口腔不清洁，食物残渣在口腔内腐化导致口臭（生理性口臭）。

另外，口腔可是细菌的温床，食物残渣和口腔上皮细胞都包含有机物质，比如蛋白质等。在细菌的作用下，蛋白质发生分解，会形成硫化氢等臭味物质。这些物质挥发后进入空气，便形成了所谓的口臭（病理性口臭）。

幽门螺杆菌的感染也会造成口臭，一部分幽门螺杆菌会潜伏在口腔。幽门螺杆菌具有尿素酶活性，可以分解尿素产生氨。氨是一种具有特殊臭味的物质，所以会引发口臭。

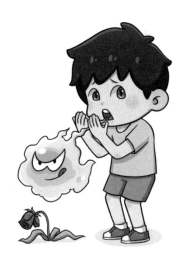

如何预防口臭

预防生理性口臭，需要掌握正确的刷牙方法、刷牙频率、刷牙时间，少吃气味浓烈的食物。对于病理性口臭，需要检查是否有口腔疾病，如未治疗的龋齿、残根、残冠、不良修复体、牙龈炎、牙周炎、口腔黏膜病等，需要针对性治疗。

牙龈出血怎么办

牙龈出血是症状而不是疾病，导致牙龈出血的原因有很多，如果患有牙龈炎、牙周炎或牙龈增生，会引起牙龈局部出血。全身性疾病所引起的牙龈出血，往往是全身性疾病的危险信号之一，如血友病、过敏性紫癜、血小板减少性紫癜等。

还有一些疾病能引起凝血功能低下或严重贫血，也可能出现牙龈出血的症状，如肝硬化、脾功能亢进、肾炎、系统性红斑狼疮等。牙龈出血还是坏血病的一个突出症状。

牙龈反复出血，要去医院看病就诊，及时治疗局部疾病和排除全身性疾病。如果牙膏内含有止血药，反而会掩盖牙龈出血的真正原因。

如何避免牙周炎

· · ·

  牙菌斑和牙结石是导致牙周炎的原因，单单刷牙不能把牙结石清除掉，需要去专业医院找专业的医生用专业的器械来清除。

  此外要学会使用牙线，定期洗牙。家长平时要多关注孩子的牙齿，发生龋齿或牙周病时要及时就医，保证孩子的牙齿健康。

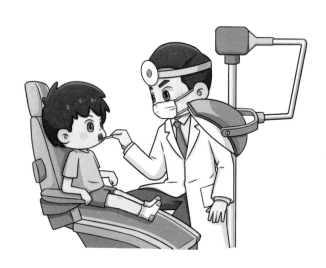

鼻子出血、过敏性鼻炎怎么办

鼻子出血的正确做法

· · ·

春天天气比较干燥，鼻子容易出血。类似抬头拍脑门、使劲往鼻子里塞大葱的做法都是错误的。

鼻子为什么出血呢？因为鼻子里面的小血管比较脆弱，特别是春天比较干燥，小血管破裂导致出血，这个时候抬头，有可能凝血块被误吸到气道里引起梗阻窒息。

这时怎么办呢？身体前倾把头低下，用两个手指去压住两侧鼻根部，其实就是压迫止血。千万不要乱用一些错误的止血方法。

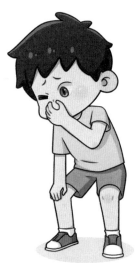

过敏性鼻炎怎么办

• • • •

　　春季、秋季是过敏性鼻炎的高发期，发病时可能流清水一样的鼻涕，鼻子痒、眼睛痒或者鼻子被堵得死死的，甚至有些人晚上睡觉都能被憋醒。

　　鼻炎目前没有根治的方法，但是可以缓解它的症状。平时可以用喷鼻子的液体清洗鼻腔，比如海盐水。

　　如果症状比较重，可以口服抗过敏的药物。外出戴好口罩，不要相信虚假宣传，没有什么药可以根治鼻炎，但是增强体质、提高免疫力可以适当缓解鼻炎症状。

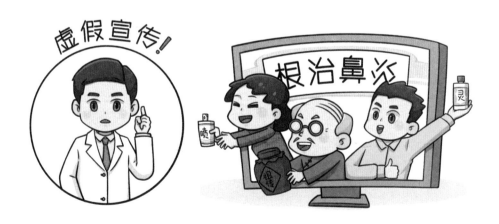

远离二手烟和三手烟，学会正确呼吸

远离二手烟、三手烟

· · · ·

烟草中有 7000 多种化学成分，其中 250 余种为有害物质，更包括 69 种致癌物。二手烟主要包括吸烟者吐出来的烟雾，以及烟草在空气中燃烧形成的烟雾。烟草直接形成的烟雾里有强致癌物苯并芘和亚硝胺等。

三手烟对孩子的危害依然是很大的，而且会随着时间不断积累。在已经 20 年没有抽过烟的房间里，研究人员发现房间的灰尘、墙板中，甚至桌椅上存在亚硝胺。

与成年人相比，孩子更容易受三手烟的危害。他们的免疫系统比较脆弱，而且喜欢爬来爬去、乱摸、舔手，将东西塞进嘴里来感知未知世界，一旦接触到这些毒物，吃进肚子或者被皮肤黏膜吸收，很容易引发呼吸道的疾病，甚至影响智力发育。

研究表明，即使含量很低的烟雾微粒，也可以使孩子出现认知的缺陷，严重的情况下还会导致孩子的阅读能力下降，智力发育迟缓。

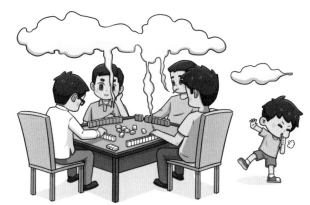

同时，三手烟中残留着很多重金属物质，比如铅和砷，直接伤害孩子的神经系统，甚至引发神经中毒。

如何正确呼吸

· · ·

张口呼吸是一个坏习惯，会让人变丑，而且致病。长期张嘴呼吸，会导致口腔干燥，引发口臭、牙周病，还容易引发腺样体面容。睡觉时张嘴呼吸会导致打鼾，甚至导致阻塞性睡眠呼吸暂停综合征。闭嘴呼吸的时候，舌尖会顶到上牙膛，也就是上颚，会使上牙弓呈横向发展。但一旦张嘴呼吸，舌头会平放，会导致牙齿往前倾，出现龅牙，而且会让下巴往前伸，影响面容。一定要养成闭着嘴用鼻子呼吸的习惯。

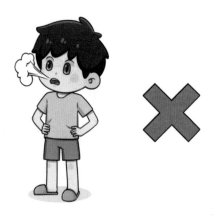

脊柱侧弯
知多少

什么是脊柱侧弯

脊柱侧弯是一种脊柱的三维畸形。正位 X 光片中，正常人的脊柱应该是一条直线，如果脊柱有大于 10°的侧方弯曲，即可诊断为脊柱侧弯。脊柱侧弯的主要表现为躯干双侧不对称，如双肩不等高、一侧背部或腰部隆起、胸廓不对称、腰线不对称等，少部分孩子可能有腰痛症状。0～10 岁和青春期是孩子发育最快的两个阶段，也是脊柱侧弯度数增长最快的时期。

脊柱侧弯必须早诊早治

青少年脊柱侧弯要根据孩子的年龄、骨骼成熟度和侧弯程度决定治疗方案。

如果侧弯小于 20°，骨骼成熟度较高，建议观察；如果侧弯大于 20°小于 45°，骨骼成熟度较低，建议矫正支具治疗；如果侧弯大于 45°并且病情不断发展，或出现失平衡情况，往往需要手术治疗。所以，早期发现脊柱畸形并正确治疗，对孩子一生有着重要的意义，家长们必须重视起来。

脊柱侧弯的原因

· · ·

① 姿势不正确，姿势性脊柱侧弯在儿童中最为常见，这与孩子长时间坐姿不当密切相关。课桌椅高矮不适合孩子身高，教室采光不良，孩子趴得离桌子比较近等，都易发生弯腰、歪头、扭身等不良坐姿。

② 缺乏体育锻炼，尤其是缺乏腰背肌肉的训练，腰背肌力小也是脊柱侧弯的根本原因之一。平时孩子们不够重视体育锻炼，静坐少动，同时体力活动形式单一，这些都是致病因素，可以通过游泳或其他力量性锻炼平衡肌肉力量。

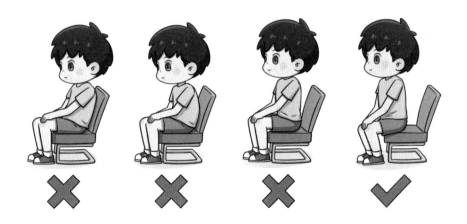

及早发现孩子脊柱侧弯

善用"四横一竖"观察法，一竖是指脊椎，四横是肩、肩胛下角、腰窝、髂嵴的四条连线。家长可以利用这个方法观察孩子后背是否对称：看两个肩膀是否等高，看两个肩胛骨下角是否等高，看两个腰窝是否对称，看骨盆两侧髂嵴高度是否一致。

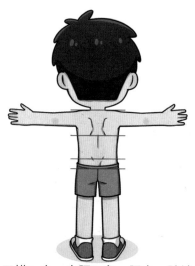

四横：肩、肩胛下角、腰窝、髂嵴

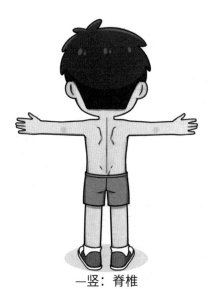

一竖：脊椎

如何避免脊柱侧弯

• • •

① 保持正确姿势，要注意坐姿、站姿、走路的步态。学习时注意坐姿，写作业时不跷"二郎腿"，在家中也要给孩子配备与其身高相匹配的桌椅，提醒孩子做作业时每隔 40 分钟要站起来活动 10 分钟。

② 多进行游泳、打球、吊单杠等运动。

③ 睡的床不应过软，枕头应以低而柔软为好。睡觉时，宜让孩子的整个肩背部一起置于枕头上，以减轻颈部的屈伸力。

④ 避免用单肩背书包，孩子长期背单肩包可能导致高低肩，继而发生脊柱侧弯。

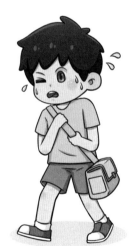

⑤ 平时多晒太阳，多吃含钙食品。

14

孩子如何体检

儿童体检都查什么

· · · ·

从孩子出生开始，家长要定期带孩子进行体检。建议：

① 大小便常规检查：婴儿期和幼儿期、学龄前期每年做一次小便和大便常规检查，排除泌尿系感染、肾脏疾病、寄生虫感染等。

② 血常规检查：每年做 1 ~ 2 次血常规检查，发现有无贫血。婴儿期要加听力筛查。

③ 身高检查：定期给孩子测量身高并记录，一般要统一时间段进行测量，比如选定上午或下午。

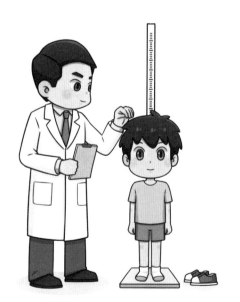

如果发现孩子生长偏离正常生长轨迹（生长速度过快或过慢），要及时去生长发育专科就诊。如果孩子体重过轻或过重，也要及时地调整饮食及生活习惯。

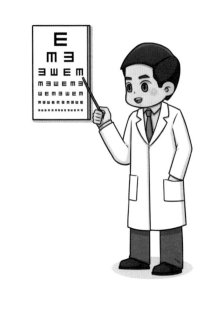

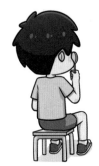

④ 视力检查：视力表是检查视力最简单易行的手段，孩子 3 岁左右时使用专供儿童用的图形视力表；5 岁以上的宝宝，可使用成人视力表。

⑤ 口腔检查：最好从第一颗乳牙萌出后 6 个月内开始，也就是在 1 周岁内开始，每半年检查一次。

除了检查有无龋齿、牙龈及口腔软组织健康状况等常规项目，牙齿萌出情况、牙齿发育情况、牙列和咬合情况等也是检查重点，适时做有效的口腔综合干预。

哪些体检项目没必要做

● ● ●

❶ 骨密度检查

目前国际上并没有儿童骨密度测量的标准数值，没有绝对的参考值。每个医院的仪器不同，测量部位不同，医生的操作手法不同，其测量的结果都会不同，不能准确反映骨钙代谢的情况。骨密度检测值对于成人和宝宝来说是相反的，宝宝正处于快速生长期，骨骼在不断拉长生长，钙不断往骨骼内沉积，婴幼儿骨密度低说明生长旺盛，因此骨密度不能作为婴幼儿是否补充钙剂的依据，没有任何意义。

❷ 微量元素检查

微量元素检查只能勉强测出血清中的微量元素量。而实际上，人体的微量元素绝不只是存在于血清中，对人体有用的微量元素多在细胞、组织中，这些元素的组织含量是没办法检测的，所以血液中的微量元素并不能准确地反映人体的真实营养状态。

❸ 过敏原检查

过敏的诊断，必须是实际接触该物后有无相应的症状表现再判断，家长应该从生活中比如从宝宝的日常饮食中去寻找，而不是只寻求做检查。

流感袭来如何
保护自己

如何正确洗手

· · · ·

　　洗手要记住几个关键字：内、外、夹、弓、大、立、腕。完成每一步都需要 10 ~ 15 秒。内，掌心；外，手背；夹，指缝；弓，关节；大，大拇指；立，手指立起来洗指甲缝；腕，腕关节。

　　流感季节，预防当先。戴口罩、勤洗手、少出门。打喷嚏时，应该用肘部挡住口鼻，这样虽然会弄脏衣服，但是避免了细菌和病毒的二次传播。

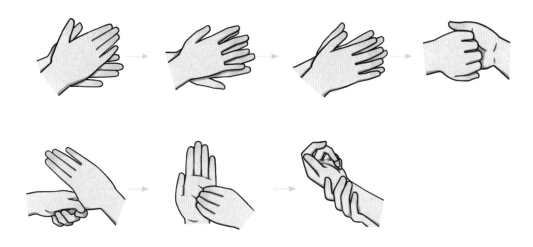

内、外、夹、弓、大、立、腕

如何正确佩戴和处理口罩

· · · ·

口罩可以预防一些传染病，特别是呼吸系统的疾病，建议选择医用外科口罩，防止传染效果比较好。

戴上口罩之后，我们要把口罩上边沿的硬条下按，贴紧鼻梁，才能更有效地预防传染性疾病。

口罩使用几小时后，用微波炉高温消毒是不可取的。口罩是干燥纺织品，很容易在微波炉里燃烧，严重时会爆炸。

用家用消毒柜消毒口罩的办法也是错误的，很多臭氧消毒柜里是高温的状态，把口罩放在消毒柜消毒很有可能会引起燃烧、爆炸。

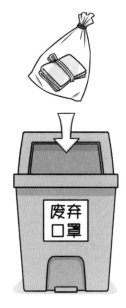

口罩用完之后可以先用酒精喷雾消毒后放在塑料袋子里，密闭封死，然后扔到废弃口罩专用垃圾桶里面，这才是口罩正确的处理方法。

关于疫苗接种后的注意事项

● ● ● ●

① 接种疫苗后出现发热症状，需对症观察并处理。如果是持续时间较短的低热，则一般不需要特殊处理，注意休息和保暖、多饮水，防止继发其他疾病。如果持续发热不退，出现高热及其他全身症状，应及时到医院治疗。

② 在注射疫苗 24 小时内，如果受种者的注射部位出现直径 3 厘米以内的红肿或按压没有明显疼痛的硬结，一般不需要特殊处理，保持接种部位的清洁即可，红肿或硬结会逐步消退。如果受种者注射部位的红肿范围直径超过 3 厘米，有大范围的水肿现象，或全身出疹（包含荨麻疹），都应及时去医院诊疗。

小心
"亲吻病"

"亲吻病" 如何传染

单纯疱疹病毒，传染性非常强，成人感染之后，如果亲吻自己的孩子，孩子容易被感染，所以俗称"亲吻病"。

一旦患了"亲吻病"，会导致咽炎型、腺热型、淋巴结肿大等，严重时口腔黏膜还会出现簇状的出血的小红点，甚至发展到牙龈也出血，机体的皮肤出现小红丘疹、靶心样丘疹。

除了直接传染之外，间接通过唾液、餐具也可以传染。很多成人是隐形感染者，自己并不知道自己有相关疾病，比如嘴起疱了，以为是上火，其实有可能感染了口唇疱疹，所以不要盲目地亲孩子，特别是亲孩子的嘴。

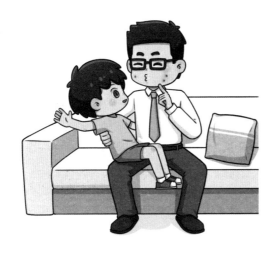

六类人群不要随意亲吻孩子

* * *

① 脸上有疱疹的人：特别是嘴上有疱疹的或者说嘴唇上火的大人，亲吻和接触孩子，有可能会把病毒传给孩子。感冒咳嗽的人应该戴口罩，避免和孩子直接接触。

② 有口腔疾病的人：比如父母有口腔溃疡，或者有龋齿、牙龈炎等口腔问题，不要去亲吻孩子。更不要把食物嚼碎喂给孩子，口腔内大量细菌、病毒会趁机进入孩子的口中，对孩子的健康造成很大隐患。

③ 腹泻的人：轮状病毒感染是常见的胃肠道感染性疾病，婴幼儿的胃肠功能还有免疫系统发育不健全，容易被感染。

④ 感染了幽门螺杆菌的人：幽门螺杆菌往往口口传染，亲吻或者嚼碎食物喂孩子，或者用筷子给孩子夹菜，都有可能传染。

⑤ 吸烟的人：烟雾中的焦油、烟碱、尼古丁等有害物质有可能会抑制呼吸道的纤毛活动，使呼吸道的净化能力减退，诱发孩子出现呼吸系统疾病，比如哮喘、支气管炎等。

❻ 化妆的家长：抱孩子时，孩子有可能会亲家长的脸，一些化妆品就此沾到孩子皮肤上或者被其吸入嘴里，从而导致一些接触性的皮疹或者胃肠不适。

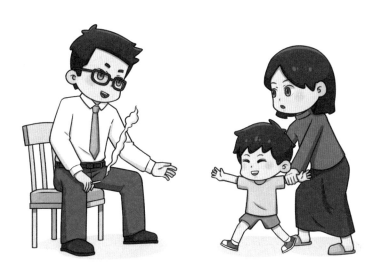

17

手足口病的预防胜于治疗

没有治疗手足口病的特效药

· · ·

手足口病是由多种肠道病毒引起的儿童常见传染病，以发热，口腔溃疡，手、脚及臀部的水疱性皮疹为主要表现，该病的传播速度快、范围广、暴发性强，严重时可致婴幼儿死亡。

每年的八九月份都是高发期，尤其5岁以下的婴幼儿容易"中招"！

手足口病除了可以通过唾液、空气等途径传播之外，被很多家长忽略的衣物传播也是其中之一。很多家庭为图方便，经常会把内外衣物丢到洗衣机里面混洗，而手足口病毒、流感病毒等传染性病毒有可能通过衣服混洗交叉传染，孩子免疫力低，被感染的概率更大。

目前，对于手足口病的治疗并没有特效药，预防胜于治疗。

预防手足口病的注意事项

· · ·

① 勤洗手，外出回家、饭前便后，孩子要用流动清水和洗手液或肥皂洗手。孩子如果出现腹泻或呕吐，家长为孩子处理完呕吐物后，也要彻底洗手。

② 吃熟食，千万不要吃生冷或半生不熟的食物。

③ 喝开水，不喝生水。

④ 勤开窗，常通风，高发期不要去人员复杂、空气质量较差的公共场所去。

⑤ 晒太阳，多去户外运动，增强免疫力，家里的毛巾、衣物、被褥也要经常换洗和晾晒。

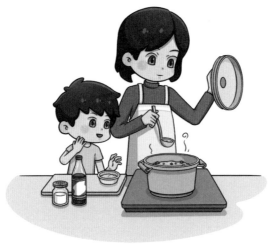

如何预防
诺如病毒感染

预防诺如病毒感染的注意事项

· · ·

　　一个人一生中能多次感染诺如病毒。诺如病毒基因型较多，容易变异，同一时期可能存在不同毒株的流行，且感染后的抗体难以形成长期的保护。

　　❶ 要养成饭前便后用香皂认真洗手的好习惯，同时加强体育锻炼，均衡饮食，提高身体抵抗力。

　　❷ 如果班级内有同学呕吐，一定要在老师的指导下离开现场，减少感染诺如病毒的可能。

　　❸ 如果孩子已被感染，务必配合学校和医疗卫生部门，请老师或家长将孩子的便样送到指定地点进行病原学检测，在家休息至症状完全消失后 72 小时再复课。

　　❹ 如果在病原学检测中，粪便或肛拭子发现已感染诺如病毒，即使孩子没有表现出急性胃肠炎的症状，也请家长配合学校，让孩子在家休息 72 小时后再复课。

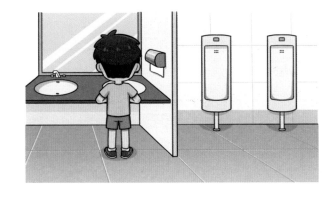

孩子患病后怎么办

• • •

孩子患病后不要过于担心，诺如病毒急性胃肠炎一般以轻症为主，最常见的症状是腹泻和呕吐。家长需要做的是让孩子充分休息，清淡饮食，避免高油、高脂和辛辣食物。如吐泻症状严重，应就医治疗，可遵医嘱给孩子配制口服补液盐服用。

出现腹泻时，以下 4 类饮品最好别喝：

① 牛奶，牛奶里的乳糖会导致肠道的渗透压增高，出现乳糖不耐受，加重腹泻；

② 咖啡，咖啡因会增强肠道蠕动，加重腹泻；

③ 果汁，因为果汁里面含有果糖，会导致渗透压升高，加重腹泻；

④ 酒，刺激胃肠黏膜，影响肝脏代谢，会加重脱水症状。

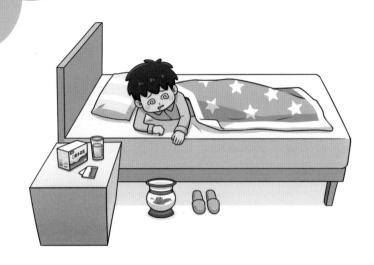

野外游玩不喝生水

• • • •

在外出游玩或到野外时，尽量不要直接饮用未经处理、过滤的山泉或溪水，以免喝到被寄生虫污染的水。

在露营、野炊时，也要将水煮沸后再喝。喝了生水之后发现身体出现异样，应尽快就医，以免耽误治疗。

家里常备药
搞定小毛病

鼻塞、流鼻涕和海盐水、生理盐水

· · ·

家长最怕孩子突然生病，一遇到流鼻涕、感冒发热、拉肚子等就急得手忙脚乱，无从下手。其实，如果家里常备一些药品，孩子的很多小病小痛都能轻松解决。

感冒、鼻窦炎、过敏等也可能会引起宝宝鼻塞，家长可以用海盐水、生理盐水给宝宝缓解鼻塞。湿润鼻腔，软化鼻屎，然后再配合吸鼻器吸一吸。

鼻腔局部喷海盐水或生理盐水制剂，效果相对慢，但无细胞毒性、黏膜刺激性小及其他不良反应少，可清理鼻腔内鼻涕、鼻痂，冲洗致病菌。

冲洗鼻腔的时候，让孩子的头歪着，张开嘴，用洗鼻装置吸取生理盐水或海盐水后挤入一侧鼻道里，让水从另一侧流出来。要注意，这个操作不容易上手，易引起呛咳，比较适合大一点的孩子。

便秘和开塞露、乳果糖、聚乙二醇

· · ·

开塞露的主要成分有甘油、山梨醇和纯化水，能润滑并刺激肠壁，软化大便，使大便易于排出。如果孩子大便干燥，排便困难，可以用儿童款开塞露缓解便秘症状。但短期使用相对安全，长期使用可能会导致对药物的依赖。

治疗儿童慢性功能性便秘，通常需要医生介入给予全面的治疗方案，包括使用药物、改变行为方式及膳食结构等。甜味的乳果糖、水果口味的聚乙二醇，口感好，儿童容易接受，对儿童便秘的治疗是安全有效的。

发热和对乙酰氨基酚、布洛芬

· · ·

孩子的退烧药，一般推荐对乙酰氨基酚和布洛芬，建议准备滴剂、混悬剂和直肠栓剂，能口服的时候最好口服。如果宝宝呕吐或者不能口服任何东西，可以用对乙酰氨基酚直肠栓剂。对乙酰氨基酚和布洛芬不能同时服用，同时服用可能会使药效加倍，引起肝、肾功能损害。

腹泻和口服补液盐、蒙脱石散

腹泻容易导致脱水，必须及时补充电解质和水分，推荐口服补液盐（Ⅲ），在拉肚子时按照说明书的用量兑水喝。

另外，腹泻时也可以服用蒙脱石散，通过物理原理保护肠黏膜，覆盖消化道黏膜，与黏液糖蛋白结合起到保护作用。

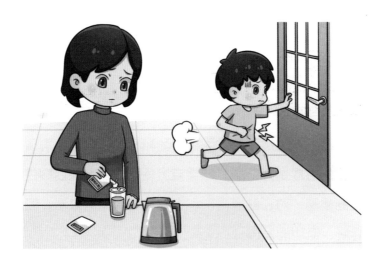

皮肤瘙痒、擦伤和炉甘石、凡士林、碘伏

· · · ·

凡士林具有非常好的保湿、隔水作用，还可以帮助伤口愈合，所以湿疹、红屁股、皮肤褶皱发红、皮肤嘴唇干裂、冻疮、擦伤、肛裂伤口等都可以涂抹凡士林，日常洗澡之后也可以使用。

孩子不小心磕伤、擦伤，首选碘伏消毒，对皮肤刺激性小。烧伤、冻伤、刀伤、擦伤、挫伤等一般外伤也可以用碘伏来消毒。

皮肤外伤或抓挠破皮，可以在清洁消毒伤口后涂抗生素软膏。给孩子用的软膏可以选择莫匹罗星软膏和红霉素软膏。只有在伤口不大、不深、不脏、出血不多时，可以自行处理，即使没有相应的消毒剂，也可用生理盐水冲洗。

起痘、发炎和红霉素药膏功效

· · · ·

如果起痘了，可以用红霉素眼膏涂上薄薄的一层。鼻子发干的时候，可以把药膏涂在手上，然后再涂鼻子，但是过敏性鼻炎不建议涂。如果孩子出现了红屁股、淹脖子，或者大腿根儿出现红印，红霉素软膏的效果也不错。

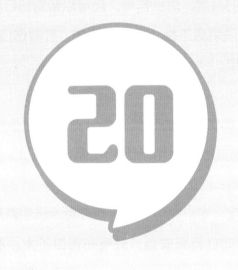

药物安全
要记清

家中常备但已被禁用的药

① 维 C 银翘片，已被叫停不让用。

② 利巴韦林，感冒、疱疹性咽炎，还有一些腹泻，都会用到利巴韦林。但最新研究表明此药有致胎儿畸形的风险，千万不要随便服用。

③ 安乃近，国家明确规定 18 岁以下的孩子禁用。安乃近里边含有氨基比林复方制剂，会导致血小板减少、紫癜，再生障碍性贫血，严重者会危及生命。

④ 匹多莫德，3 岁以下孩子禁用。

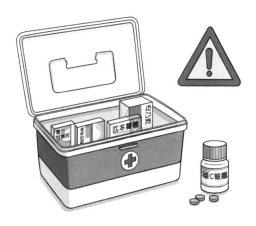

药盒上有这些字的千万要慎买、慎用

是药三分毒，最常吃的感冒药如果选错了，有可能会导致一些风险。

① 感冒药中含有"麻"字，有收缩血管的功能，会导致血压升高，高血压患者慎用。

② 感冒药中含有"敏、扑、苯"这一类的字，会导致犯困。

③ 药中含"酚"字，如果有消化道溃疡不建议吃，可能会导致消化道穿孔。

④ 药中含有"美"字，一些止咳药或者感冒药中含有"美"，患慢性支气管哮喘的孩子不建议吃。

⑤ 中药中带有"解毒"两个字的，不建议长期吃。

很多人在吃的喹诺酮类药物，比如左氧氟沙星、诺氟沙星（也就是我们说的氟哌酸，它治拉肚子的效果特别好），18 岁以下的孩子禁用，它会影响骨骼发育。生病之后，建议去医院，听医嘱，不要自行盲目用药。

乱吃药的危险

● ● ●

① 咳嗽了不能盲目吃药，比如止咳糖浆，止咳糖浆里含有可卡因，会导致成瘾；

② 乱吃阿司匹林，会导致上消化道出血，严重者会引起脑出血甚至死亡；

③ 随便换不同的消炎药是不对的，应该去医院根据医生的建议来使用；

④ 吃了止疼药可能会缓解腹痛，但是肚子里的疾病还在继续发展，会掩盖病情，延误治疗。

几种药物同时吃的危害

● ● ●

几种感冒药同时吃，会造成肝功能损伤；抗生素和利尿剂同服，会造成听力下降；磺胺类和维生素一块儿吃，会导致泌尿系结石的生成；碘酒和红药水一起用，会导致碘化汞中毒。所以，不要自己乱用药，要听医生的医嘱。

布洛芬混悬液千万别这样用

· · ·

常见的儿童退烧药布洛芬混悬液，药本身没问题，但是在使用细节上往往出现问题。

为了增加口感，布洛芬混悬液里往往添加了少量的糖分和添加剂，如果保存不当，药物成分容易变质，进而丧失药效。所以，这个药在喝之前要摇一摇，时间过长就不要用了，可以再买一瓶。

另外，不建议把布洛芬混悬液和别的退烧药同时给孩子服用，而且服用时间不宜超过三天，如果服用三天了，孩子还发热，要赶紧去医院看医生，做检查。

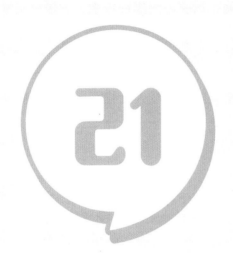

误服药物怎么办

如何预防孩子误服药

· · · ·

　　儿童误服药物的悲剧，几乎每天都在发生。家长日常除了要看管好孩子避免误食外，一定要把药品放在孩子接触不到的地方，防患于未然。

　　家长要把药物分门别类放好，成人药物和孩子药物要分开放，一定不要跟食物放在一起；另外，成人服药时尽量不要当孩子的面，服药后放置药物时也尽量避免让孩子看见。

　　父母要多教育孩子，告诉孩子药物与糖果的区别，用药瓶、药盒装着的东西千万不要随便拿来吃。总之，若已开盖使用的药物，必须放在孩子拿不到的地方。

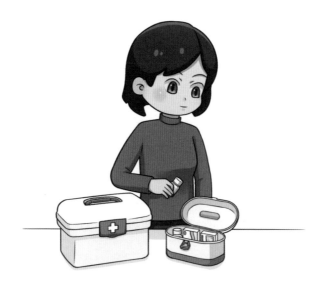

误吃药物后怎么办

· · · ·

家长一旦发现孩子误服药，必须先立即采取急救措施。若要带孩子到医院处理，带上误服药物药瓶或者说明书，能帮助医生尽快判断并及时进行针对性治疗。

在购买及服用药品之前一定要根据商品标签与说明书使用，比如充分了解药品的成分、用法、用量、注意事项、有效时限及副作用等，不要滥用药品。

并且，不建议大家在不了解病情的情况下自行服药，希望大家发现身体不适时，第一时间前往正规医院，在医生的指导下服用。

养成排便的
好习惯

如何养成良好的排便习惯

· · ·

  每天要养成定时定点排便的习惯，及时排出体内的代谢废弃物，半个月左右就可以形成规律。

  每天早上起床后，或者早饭后 20 分钟去上厕所，尽量将排大便时间控制在 3 ~ 5 分钟，减少痔疮的发生。

  如果在 5 分钟内解不出来就起身，等有便意的时候再去，不要在排便时看报、玩手机，时间久了，可能引发便秘。

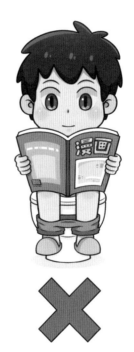

如何做到排便卫生

在生活中，要讲究个人卫生，不咬手指，不随地吐痰，不随地大小便，文明如厕，自觉维护厕所卫生。

另外，要告诉孩子便后要洗手，同时便前其实也要洗手。我们的手每天接触各种东西，上面有很多细菌和病毒，便前不洗手的话，在擦屁股时，手上残留的细菌很有可能"乘机而入"，伤害人体脆弱的生殖器官。

另外，冲水时会产生水雾，为防止一些致病菌等微生物顺势飘散，建议冲水前，盖上马桶盖，特别是呕吐、腹泻等可能带有致病菌的排泄物，盖上盖再冲较安全。

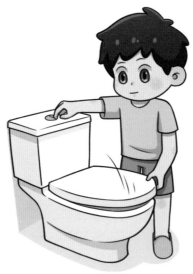

23

爱长痘痘
怎么办

痘痘能不能挤

· · · ·

青春痘如果并不严重，保持面部清洁即可，等它自然痊愈；如果较为严重，最好到正规医院皮肤科就医，药物治疗，如可以外涂甲硝唑凝胶。假如脸上起了个痘痘，能不能挤？

很多痘痘的位置都是在口鼻附近，这个区域被称为"危险三角区"。面部的危险三角区一般是指两侧口角与鼻根部的连线所组成的三角形。这个地方有些血管没有静脉瓣，挤压这个部位的痘痘时，可能会挤破血管，致病菌会顺着血管逆行到达颅内，引起颅内感染，严重时会导致生命危险。

青春期的孩子挤痘痘很常见，却是高危行为，如果双手没有洗净或指甲太长，容易将手上的细菌带入痘痘内，轻则面部感染，小痘痘变成大脓包，留下痘印，重则可能危及生命。

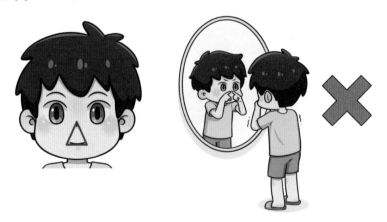

爱长痘痘应该少吃什么

· · ·

很多人觉得长痘了，应该少吃辛辣食物，比如辣椒一类。这种想法是不对的，单纯吃辣椒并不会长痘。但如果吃水煮鱼、水煮肉就难说了，并不是因为里面含有辣椒，而是高油、高脂，这才是长痘的元凶。所以，应该少吃甜食和高胆固醇、高油脂的食物。

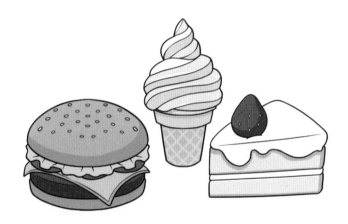

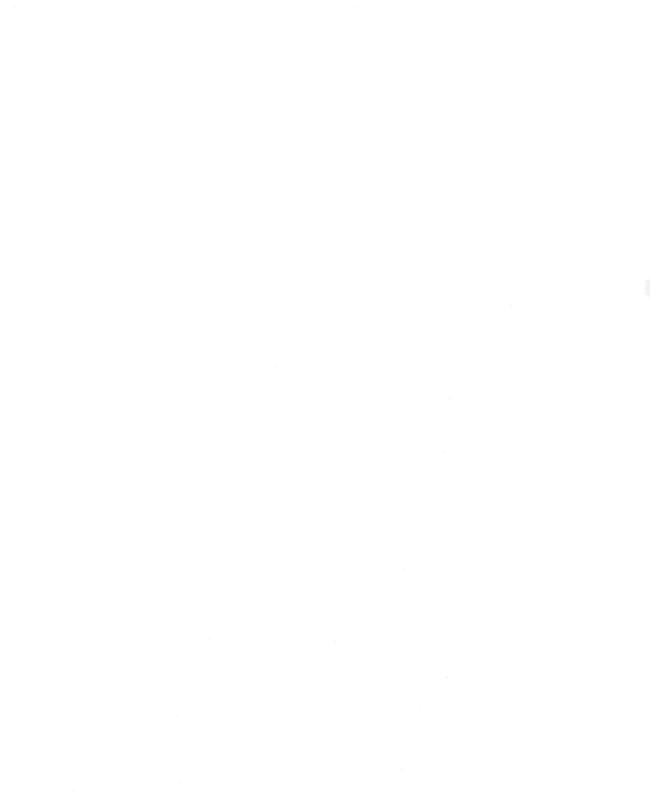

医路向前巍子 著

给孩子的
健康
安全指南

（全3册）

合理膳食篇

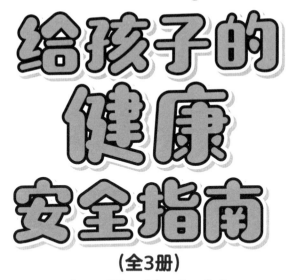

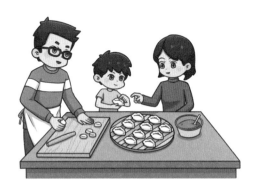

科学技术文献出版社

SCIENTIFIC AND TECHNICAL DOCUMENTATION PRESS

· 北京 ·

图书在版编目（CIP）数据

给孩子的健康安全指南：全 3 册 / 医路向前巍子著 . — 北京：
科学技术文献出版社 , 2023.3
ISBN 978-7-5189-9998-9

Ⅰ.①给… Ⅱ.①医… Ⅲ.①儿童—保健—指南Ⅳ.① R179-62

中国版本图书馆 CIP 数据核字 (2022) 第 251243 号

给孩子的健康安全指南：全 3 册

责任编辑：王黛君　宋嘉婧　　　责任校对：王瑞瑞　　　责任出版：张志平

出　版　者	科学技术文献出版社	
地　　　址	北京市复兴路15号　邮编　100038	
编　务　部	（010）58882938，58882087（传真）	
发　行　部	（010）58882868，58882870（传真）	
邮　购　部	（010）58882873	
销　售　部	（010）82069336	
官 方 网 址	www.stdp.com.cn	
发　行　者	科学技术文献出版社发行　全国各地新华书店经销	
印　刷　者	北京盛通印刷股份有限公司	
版　　　次	2023 年 3 月第 1 版　2023 年 3 月第 1 次印刷	
开　　　本	889×1194　1/24	
字　　　数	100 千	
印　　　张	12	
书　　　号	ISBN 978-7-5189-9998-9	
定　　　价	98.00 元（全 3 册）	

目录
CONTENTS

容易中毒的食物

时令野菜

很多人觉得吃野菜好，其实野菜所含的营养跟我们普通的蔬菜没有太大区别。很多人分不清某种野菜有毒还是没毒，所以不要乱吃。如果吃野菜后，出现嘴麻、腹泻、呕吐等症状，应该及时就近就医。

另外，不要去公园里挖野菜，因为工作人员有可能会定期喷洒农药，导致野菜含有毒素。

香椿也是大家很喜欢吃的时令野菜。特别指出，家长在烹饪香椿之前，最好用开水焯一下，不要一次吃得过多，也不要吃得过于频繁。

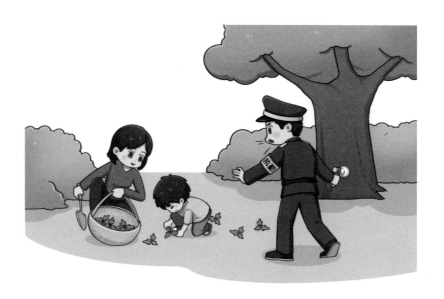

蚕豆

· · ·

有的人体内缺少葡萄糖 -6- 磷酸脱氢酶（G6PD），食用鲜蚕豆后会引起溶血性贫血，也称"蚕豆病"。症状为全身乏力、贫血、黄疸、肝肿大、呕吐、发热等，若不及时抢救，会因极度贫血而死亡。多见于儿童。如果小孩是第一次吃蚕豆，一定要少吃，若食用后皮肤发黄、尿色加深、精神欠佳，就要及时带孩子到医院救治。

"蚕豆病"不一定是吃了蚕豆才会发生，很多药物里面都有蚕豆的成分，如阿司匹林、樟脑、珍珠粉也容易引起溶血，导致"蚕豆病"。

久泡的木耳

· · ·

久泡的木耳会产生一种叫米酵菌酸的物质。米酵菌酸对肝脏有毒性，没有特效药，且一般情况下，日常生活中的烹饪方式很难破坏米酵菌酸的毒性。

吃木耳时，在烹饪前泡 20 ～ 30 分钟就可以。如果木耳泡了之后发黏，有可能产生了有毒物质，会危及我们的生命，建议扔掉。银耳也是一样。

隔夜菜

· · ·

隔夜菜其实并不一定是隔了一夜，做完后放了 8 小时以上的菜即可叫隔夜菜。并不是所有的隔夜菜都不能吃，但是以下隔夜菜最好别吃。

第一种：绿叶菜，会因反复加热生成亚硝酸盐。

第二种：海鲜类，反复加热之后会使蛋白质降解，对肝、肾功能有一些损害。

第三种：咸鸡蛋，剥开之后尽快吃，不建议放置过长时间后再去吃。

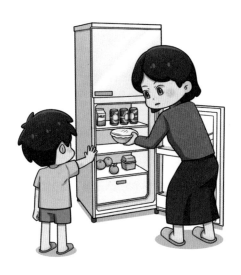

未煮熟的豆浆

• • •

豆浆是很有营养的，但是生豆浆还有未煮熟的豆浆里含有皂苷和胰蛋白酶抑制剂。摄入大量的皂苷和胰蛋白酶抑制剂后，会刺激胃肠道，所以喝豆浆一定要煮熟。

关于煮熟，我们有一个误区，觉得泡沫起来了、水开了就可以喝了，这是错误的。因为这可能是皂苷产生的泡沫，这种泡沫起来之后，我们要关小火继续煮 5 分钟，才能确保它是煮熟的。

另外，放置 6 小时以上的豆浆建议不要再喝。

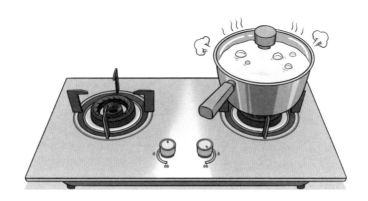

不要忽视
甜饮料的危害

高糖饮料非常危险

• • •

生活中越来越多的儿童把奶茶、糖水等当作"快乐水""续命水"，殊不知，这样存在很大的健康隐患。奶茶等含糖量较高的饮料可能引发的健康问题，远远不止糖尿病。

长期摄入过多的糖分还有可能导致肾结石、皮肤油腻长痘、视网膜病变等多种健康问题，严重者甚至引发心脑血管疾病。

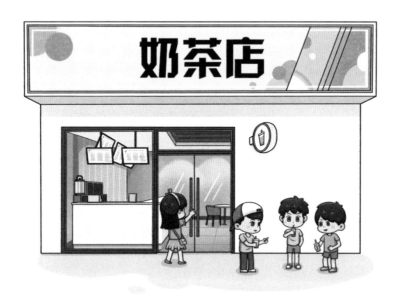

无糖的饮料可以喝吗

· · ·

我们常说的无糖只是用代糖或者甜味剂替换了原本普通糖的成分，它们虽然会产生甜味，但不会带来真正的糖类和热量。

我们的身体在尝到"甜味"之后，发现无法得到本应该有的糖类和热量，大脑里的"奖励中枢"就会自动调整和校准，驱使身体摄入更多的食物。

也就是说，过多的代糖会刺激食欲，让我们吃得更多，人自然也就发胖了。还有研究认为，代糖会使胰岛素敏感性下降，从而增加肥胖的风险。所以，建议少喝无糖饮料。

不吃甜也不吃糖，可以吗

· · ·

糖的来源有很多。在生活中，我们即使不刻意吃糖，也会摄入糖，因为很多食物里都含有糖分，比如米、面、蔬菜等。

而且，糖是人类赖以生存的重要物质之一，也是人体三大主要营养素（糖类、蛋白质、脂类）之一，是人体热能的主要来源，是构成组织和保护肝脏功能的重要物质。

我们所讲的"不吃糖"，是指不要过度食用含糖量高的食物，尤其是把甜味饮料当水喝。适量食用甜食，是不会影响健康的，没必要"闻糖色变"，甚至不吃糖。

只有饮食均衡、规律作息、合理运动，才能让身体更健康。

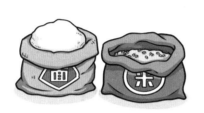

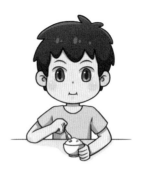

如何吃好
一日三餐

早餐一定要吃

. . . .

按时吃早餐对身体非常重要，千万不能忽视。如果时间充足，早餐的种类越多越好，首先要有主食，注重粗细搭配。同时要吃富含优质蛋白质的食物，最好是鸡蛋，也可以是肉类。也要保证钙的摄入，比如牛奶。

如何吃好一日三餐

. . . .

早餐要吃饱，还要吃好。如果早餐没吃好，中餐、晚餐、加餐就记得补上。做到营养均衡，粗粮、优质蛋白、蔬菜不能少，且来源多样化。

补充优质蛋白时注意互补原则，即两种以上的优质蛋白搭配食用。另外要重视加餐，选择健康零食。

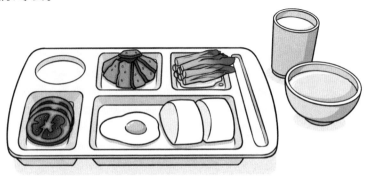

这几种早餐不建议经常吃

· · ·

有一些很常见的早餐其实并不建议大家经常吃，即使特别喜欢吃最好也是偶尔吃。

① 油炸食品：比如油条、油饼。油有可能反复利用，会出现苯并芘，苯并芘是一类致癌物。而且早晨吃这种过于油腻的食物，会导致我们的胃肠功能紊乱，不易消化吸收。

② 咸菜：腌制食品里面含有亚硝酸盐，也是一类致癌物，建议能不吃就不吃。

③ 隔夜菜：早上起来热一下前一天的菜是不好的饮食习惯。

④ 其他：早晨起来尽量不要喝咖啡，不要喝浓茶，不要喝蜂蜜水。蜂蜜水 75% 都是糖，会增加患龋齿的风险，还会增加慢性病和肥胖的患病率。早上起来喝杯白水就好。

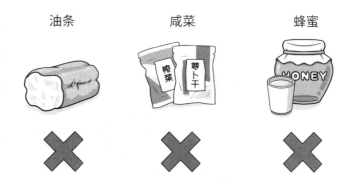

油条　　　　咸菜　　　　蜂蜜

5种 "最佳午餐食物"

· · ·

① 西蓝花：抗衰老食品，西蓝花中富含抗氧化物质维生素C及胡萝卜素。

② 鱼肉：最佳蛋白质来源，可提供大量优质蛋白质，且消化吸收率极高，其中的胆固醇含量也很低。

③ 豆腐：抗氧化食物，豆类食品含有一种被称为"异黄酮"的化学物质，是一种有效的抗氧化剂。

④ 圆白菜：维生素C含量丰富，同时富含纤维，能促进肠胃蠕动，让消化系统保持活力。

⑤ 新鲜水果：新鲜水果中含有丰富的胡萝卜素、维生素C和维生素E等。

喝粥养胃还是伤胃

· · ·

不建议孩子早上总是喝粥，喝粥不养胃，反而会造成一些消化问题。粥大部分是水，剩下少部分是米，营养成分含量很低。另外，粥往往煮得比较烂，长期喝粥，会导致胃的蠕动变慢，从而引起消化不良。所以，不能总是喝粥，特别是空腹喝粥。可以在粥里加一点碎肉、青菜，搭配鸡蛋等优质蛋白当作早餐。

补铁、补血吃什么

· · ·

补铁、补血要吃动物的内脏，比如肝脏。如果是缺铁性贫血，补血的同时要补充铁剂，比如猪肝菠菜粥，猪肝补血，菠菜补铁。

在我们的传统中，很多食物被认为有利于补铁、补血，比如红糖、红枣、阿胶、阿胶枣等，但其实它们并没有很大的作用。干枣中的铁含量大概是 2 毫克 /100 克，鲜枣中更低，只有 1.2 毫克 /100 克，而且枣里面的铁不好吸收。同时，枣的含糖量也比较高，吃多了容易糖分超标。

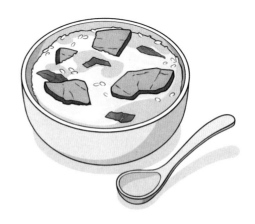

如何远离致癌、致传染食物

不吃发霉、发苦的食物

· · ·

当发觉食物有苦味时，一定要赶紧吐出来，比如发苦的坚果。苦味是由黄曲霉毒素导致的，吃后有致癌风险。

另外，水果一旦烂了就不要再吃。出于节省，很多人特别是长辈，经常把烂苹果切开，烂的一边不要，吃好的一边，但是整个苹果可能已经全都布满真菌了。

少吃加工肉制品

· · ·

火腿、午餐肉等加工肉多是由红肉制成的。在腌制的过程中，红肉中的一些成分如血红蛋白铁、胺和酰胺类物质，会结合形成亚硝基化合物，比如亚硝胺。亚硝基化合物会对形成肠道屏障的细胞造成破坏。为了修复损伤，肠壁细胞必须再生，甚至过度增殖，导致增生，继而诱发结肠或直肠的癌变。

尽量少吃烧烤、麻辣烫

　　不少孩子都很喜欢吃烧烤、麻辣烫等食物，但是这些食物在用火烧烤的过程中会产生一种叫苯并芘的物质，对人体有致癌作用。同时，麻辣烫又麻、又辣、又烫，还高油，本身就十分刺激肠胃，会导致肠黏膜不断增厚，长期下来，很容易诱导癌症的发生。

　　很多商贩经营麻辣烫的场所卫生条件很差，而且为了提高利润往往降低食材质量，用工业烧碱等处理过的鱿鱼圈、白毛肚和鱼丸，藏有绦虫、寄生卵的劣质肉，都可能出现在麻辣烫中。

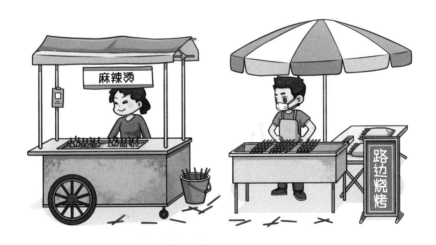

如何正确吃鱼

· · ·

　　吃鱼确实有很多好处，因为鱼肉是优质的脂蛋白来源，不会让我们变胖，而且含有不饱和脂肪酸，对身体有好处。同时深海鱼富含鱼油和DHA，对大脑的发育也有好处。但是，我们要不吃或少吃腌制的鱼及熏鱼、含重金属的大型鱼、不新鲜的鱼也不能吃，尽量选择深海鱼。

有些食物要慎吃

· · ·

① 生鱼片可能携带肝吸虫；

② 醉蟹、醉虾、醉螺，可能携带肺吸虫、弧菌等；

③ 野味可能携带多种病毒，在追求食物鲜的同时，也要保证健康。

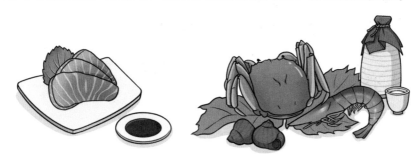

不挑食，不随便
空腹吃食物

不要强迫孩子吃饭

平衡膳食、合理营养是儿童生长发育的物质基础，但是孩子总挑食，怎么办？这个时候，父母千万不要强迫孩子，这样只会让他越来越挑食，觉得吃饭很痛苦。从挑食到自己吃饭，是一个漫长的过程：

其一，父母要给孩子独立进食的机会，鼓励多于压力，让孩子逐渐认识到吃饭是自己能做主的事情；

其二，要尽量提供丰富的食物种类，在色、香、味上下功夫，讲究食物搭配；

其三，要积极邀请孩子参与烹饪等家务，锻炼手脚的同时，让孩子增加对食物的认知，培养孩子热爱动手、热爱生活的美好品质。

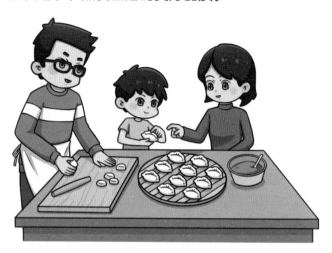

这些食物不建议空腹食用

· · ·

　　有些食物不建议大家空腹吃，比如香蕉、柿子、山楂、西红柿、红薯，有的食物会导致便秘，有的食物会增加胃的负担，导致胃肠的痉挛以及疼痛。另外螃蟹也不建议空腹吃。

　　还有几种饮品不建议空腹喝：牛奶、酸奶、豆浆，还有冰饮料。

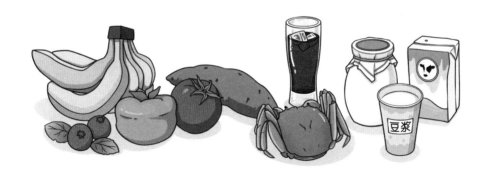

6

零食如何
吃更健康

少吃垃圾零食

孩子挑食，一个重要原因是吃了太多零食。零食可以吃，但要注意哪些能吃、哪些不能吃。

市场上的零食种类非常多，家长在购买的时候一定要做好功课，其中很多属于"垃圾零食"，比如酥脆型曲奇饼干、薯片类膨化食品、爆米花、糖果等。

还有一种即食营养燕麦片，看着有营养，其实非常有迷惑性。这种食物多为数种谷物混合而成，燕麦片只占一小部分，有的甚至根本不含燕麦片，是用面粉或者淀粉制作的；更有的为了口味，加了糖和油，容易摄入高热量，不利于孩子的健康。

有些零食最好不吃或少吃

· · ·

有的零食食用不当，可能当时就有致命危险，有的可能会影响孩子的发育。

① 瓜子，现在很多商家为了让瓜子更加鲜亮，会加入滑石粉，滑石粉会增加孩子的肾功能负荷，出现肾结石甚至有可能致癌。

② 辣条，很多孩子喜欢吃辣条，但是辣条里含有很多色素、人工添加剂、防腐剂，可能会导致孩子胃肠功能紊乱，出现腹泻、呕吐。

③ 碳酸饮料，可能会导致骨质疏松，还会损伤孩子的牙釉质。

④ 果冻，含有很多防腐剂、人工添加剂，有可能会导致孩子的肝、肾功能损害，而且果冻容易误吸，引起气管异物，导致气道梗阻窒息，甚至导致死亡。

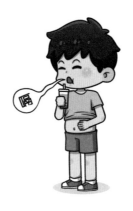

如何选择有营养的零食

· · ·

➊ 坚果：坚果不但含有高质量的植物蛋白质，还富含膳食纤维和抗氧化物质。但坚果脂肪含量高，属于高热量食品，不可过量食用。

例如花生，花生的蛋白质含量高达 30%，营养价值可与鸡蛋、牛奶、瘦肉媲美，且易于人体吸收利用。花生中含有人体必需的 8 种氨基酸，且比例适宜，还含有丰富的多不饱和脂肪酸、卵磷脂、B 族维生素、维生素 E，以及人体必需的多种矿物质等。每次不要吃太多，带壳花生一天吃 50 ~ 100 克（一小把的量）即可。太小的孩子尽量不要吃花生，容易导致异物卡喉，造成窒息。

➋ 酸奶：预防饥饿、补充营养，一次喝 100 克（1 小杯）就可以，再搭配其他水果、坚果一起吃更好，尽量选择无糖酸奶。

➌ 苹果：苹果营养价值很高，含有丰富的糖类、有机酸、膳食纤维、维生素、矿物质、多酚及黄酮类营养物质，并且容易消化吸收。一般一天吃一个或每周三四个，再穿插吃些其他时令水果，做到饮食多样化。

如何健康吃
冷饮与补水

夏季吃冷饮的注意事项

• • •

夏季天气炎热，人体长期处于高温的状态下，会产生一系列的生理反应，比如精神不振、食欲退减等，适当食用一些冷饮，不仅能消暑解渴，还能帮助消化，有益于我们的身心健康。但是在食用冷饮时，一定要注意以下这些事项：

① 食用有度，切勿暴饮暴食。如果过量食用冰冻的食物或者饮料，容易引发肠胃不适，甚至造成胃肠功能的紊乱。

② 剧烈运动后不要大量喝冷饮，人在剧烈运动后，全身的血液循环会加快，此时身体的温度也比较高。如果此时大量饮用冷饮，会极大程度刺激人体的神经，影响身体正常散热，还会加重血管和心脏负荷；同时给胃带来强大的冲击，从而造成胃壁痉挛，引发胃痛。

③ 不要喝不新鲜的冷饮，冰冻的饮料在开封后应该尽快喝完，不要久置。如果是冰冻的水果，可以放在常温下，稍微自然解冻后再食用。如果发现冷饮或者食物出现异味、霉变等，切勿再食用。

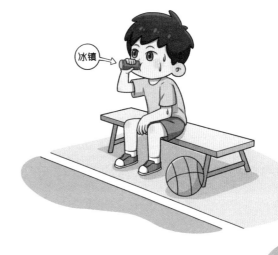

冰镇

把可乐放在冰箱里要注意的事

• • •

在常温下，碳酸饮料中溶解了比饮料体积大好几倍的二氧化碳，但是二氧化碳不稳定，加热或者冷冻都很容易让它们从饮料中跑出来。

如果饮料不小心掉到地上或者出于其他原因产生了摇晃，二氧化碳会大量释放，气压急剧增大，打开瓶盖时就会一瞬间从小口里挤出来发生爆炸；如果饮料从冰箱里拿出来就发生爆炸，则有可能跟温差有关。因为饮料一旦结冰，溶解在液体中的二氧化碳就没有了藏身之地，不得不跑出来。

瓶罐包装饮料本身的爆炸杀伤力不会特别大，但爆炸时含有碎片，碎片会被高速迸射出来，有了较大的杀伤力，很容易把手或者身体其他部位割伤。这就是碳酸饮料瓶会注明"禁止加热或 0℃以下冷冻"的原因。

所以，建议尽量不要直接将碳酸饮料放在冰箱的冷冻室，如果实在是想喝冰镇的饮料，不妨将其倒在较大的容器内，再放进冰箱，或者直接加入冰块，这样更安全。

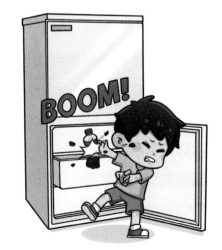

如何正确补水

• • •

① 当身体感到口渴时，往往是体内处于中度缺水的状态了，不要等口渴了再喝水；

② 不要喝"生水"，不要一次性过量饮水，单次饮水量不要超过 500 毫升；

③ 进餐前一小时喝杯水，可以促使饮用的水分很快地补充到全身各个组织细胞，满足人体对于水的消化代谢需要，增加食欲，促进消化吸收；

④ 早晨睡醒之后喝一两杯白开水，能够补充夜间丢失的水分；

⑤ 补水不要急，水温适宜，拒绝过低或过高；

⑥ 饮料不能代替白开水，多喝凉白开对身体更加健康、更能解渴、清热凉身。

每天该喝多少水

我们要养成多喝水的好习惯，如果你觉得口干口渴、小便发黄或者大便发干，说明身体已经发出了缺水的信号。

正常情况下，人体每日摄入水的总量为 2000 ~ 2500 毫升，当然，这些水分并不全靠饮水提供。

成年人每日饮水量为 1500 ~ 1700 毫升。4 ~ 10 岁的孩子，建议最少饮水量在 700 ~ 1000 毫升。

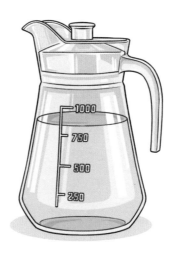

如何好好
吃蔬菜

餐桌上的"冠军之王"

● ● ●

❶ 油菜，钙含量很高。

❷ 茼蒿，铁含量很高。

❸ 芹菜，B 族维生素的含量很高。

❹ 菠菜，富含叶酸。

❺ 红薯，富含膳食纤维。

❻ 莲藕，富含膳食纤维。铁、钙含量也高。

❼ 西蓝花，富含胡萝卜素。

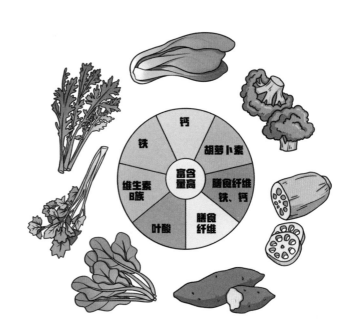

这些菜吃之前最好焯水

● ● ●

① 含有亚硝酸盐的菜，比如我们常吃的香椿。

② 含有草酸比较多的菜，容易导致结石出现，比如菠菜、苦瓜、芹菜。

③ 很难清洗的蔬菜，比如我们常吃的西蓝花、菜花等。

④ 含有毒素的菜，会对我们肝、肾功能产生危害，严重者会中毒甚至死亡，如豆角、鲜黄花菜。

多吃"彩虹色蔬菜"

· · ·

每餐有蔬菜，品种越多越好，深绿色蔬菜最好占到1/2。鼓励孩子吃"彩虹色食物"，比如：

红：西红柿、红甜椒、红辣椒等；

黄：黄甜椒、玉米、南瓜、胡萝卜等；

绿：菠菜、油麦菜、西蓝花、油菜等；

紫：紫甘蓝、茄子、紫洋葱、紫苏叶等。

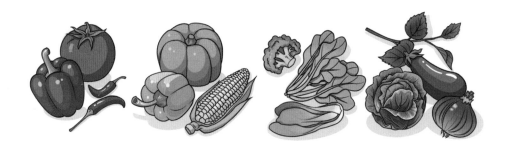

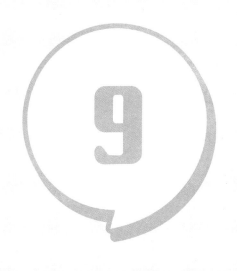

科学补充
维生素

如何判断身体缺哪种维生素

如果眼睛发干，缺少维生素 A；如果脸上总是起色斑，缺少维生素 C；口腔溃疡反复发作，缺少维生素 B_2；口臭，缺少维生素 B_6；手脚干燥起皮，缺少维生素 B_1。买维生素，只要带有非处方药（OTC）标志的就可以。合理均衡的饮食、荤素搭配，是补充维生素最好的办法。

如何补充维生素 D_3

我们一般很难补充维生素 D_3，但是有一种方法特别方便、效果好，那就是晒太阳。胳膊、腿露出来晒晒太阳就可以补充维生素 D_3。

孩子不要总是宅在屋里边，约几个小伙伴一起出来，到公园里溜达溜达、晒晒太阳，对身体有好处。

晒太阳要避免过强的紫外线，最好是在上午太阳刚升起或者下午太阳快落山的时候。

如何科学补充维生素C

什么果蔬的维生素 C 含量最高呢？很多人都认为是橙子，其实不是。每 100 克的橙子跟每 100 克的大白菜相比，大白菜含维生素 C 的量是橙子的 2 倍。真正含维生素 C 高的果蔬是枣，每 100 克枣里面含有 243 毫克维生素 C，而每 100 克的橙子只含有 33 毫克的维生素 C。

儿童没有必要刻意补维生素 C，正常合理的饮食完全可以达到所需的维生素 C 摄入量。盲目补充维生素 C，会导致泌尿系结石，甚至会出现血液疾病。

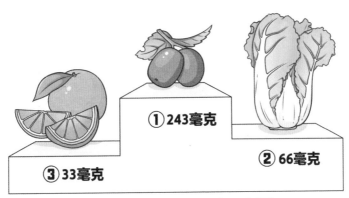

每100克果蔬维生素C含量

如何治疗口腔溃疡、嘴上起疱

小朋友得了口腔溃疡之后，家长往往不愿给孩子吃药。这时可以把蒙脱石散调成糊状，涂在口腔溃疡的地方，形成保护膜，起到隔绝作用，减少刺激，从而加速愈合。

生活中治疗口腔溃疡也有一些小偏方，比如吃青椒。青椒里维生素 C、B 族维生素含量特别高，还含有维生素 P——促进维生素 C 的吸收。但是不要吃有刺激性的辣椒，包括辛辣的东西，如葱、姜、蒜也要少吃。另外要多喝水。

嘴起疱的时候，不能舔，总是舔会带走更多水分，越舔越干，越干越舔，会越来越痒。这时，家长可以给孩子外涂抗病毒的药膏或者口服抗病毒药物，疱会在几天之内慢慢消失。同时多喝水，多吃菜，保证睡眠充足。

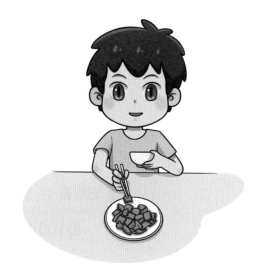

嘴上起疱其实并不是上火，而是疱疹病毒感染所致，有传染性，所以家长嘴上起疱了也不要去亲吻孩子。

正确补钙

如何选择钙片

如果你去药店买钙片，有OTC认证的钙片含钙量比较高。另外，要看钙片里面含不含维生素D，维生素D可以促进钙吸收。儿童应做到均衡饮食，不要盲目补钙。

晚上吃钙片最好，而且不要空腹吃，吃完饭再吃钙片。补钙的同时多晒太阳。

别给孩子乱补钙

现在许多父母以为给孩子补钙要多多益善、越早越好。事实上，儿童的吸收能力是有限的，如果补充过量，就必须通过肾脏代谢，反而增加了结石形成的概率。

一般儿童泌尿系结石会出现腹痛、排尿困难、排尿障碍、血尿、食纳差等症状，家长一旦发现，应及早带孩子去正规医院的专业科室进行规范诊治。

谨防儿童血钙检测陷阱

有些体检中心会给家长推荐血钙检测，让家长误以为血钙正常，孩子就不缺钙了。其实，单靠这一项检测无法判断孩子是否缺钙，不建议家长给孩子做这个项目。

孩子是否缺钙，首先看有无明显的缺钙症状，比如出汗、兴奋、睡眠不足等。抽血检查应该参考血钙、血磷和碱性磷酸酶三者的数值，而不只是看血钙。也不宜仅通过照射腕骨 X 光片来看骨龄，判断是否缺钙。

如何挑选牛奶

• • •

　　喝牛奶一般是为了补充优质的蛋白质和钙。在鲜牛奶中，规定蛋白质的含量需大于等于 2.9 克。因此，挑选牛奶时主要是看蛋白质含量。

　　此外，非脂乳固体含量越高，牛奶质量越好。可以选择保质期为 3 ~ 9 天的鲜牛奶。如果没时间经常采购，可以选择常温奶，蛋白质和钙损失较少。一般健康人群直接喝全脂奶就可以，如果有肥胖、高血脂，可以考虑选择低脂奶或脱脂奶。

类别	每日推荐摄入量	如何选择
纯牛奶	300 ~ 500 克	鲜牛奶或常温纯牛奶均可
酸奶	300 ~ 500 克	选择无糖酸奶或自制酸奶 蛋白质的含量应该大于 2.3 克（每 100 克酸奶中蛋白质含量大于 2.3 克）
奶酪	40 ~ 70 克	选择原切奶酪 注意！各类型奶酪棒属于再制干酪，不是优质选择

如何预防
超重、肥胖

千万别把孩子肥胖不当回事

· · ·

    在临床上，医生会用到体质指数（BMI）来精确地判断孩子是否为肥胖。体质指数就是用体重除以身高的平方。和成人的 BMI 不同，儿童的 BMI 要分年龄段。

男童 BMI 对照表

中国儿童、青少年超重、肥胖筛查体重指数（BMI）分类标准

体重指数（BMI）= 体重（kg）÷ 身高^2（m^2）

年龄	男童体重指数标准			年龄	男童体重指数标准		
周岁	均值	超重	肥胖	周岁	均值	超重	肥胖
3.0	15.7	16.8	18.1	10.5	17.2	19.7	22.7
3.5	15.5	16.6	17.9	11.0	17.5	20.1	23.2
4.0	15.3	16.5	17.8	11.5	17.8	20.4	23.7
4.5	15.2	16.4	17.8	12.0	18.1	20.8	24.2
5.0	15.2	16.5	17.9	12.5	18.4	21.2	24.6
5.5	15.3	16.6	18.1	13.0	18.7	21.5	25.1
6.0	15.3	16.8	18.4	13.5	18.9	21.8	25.5
6.5	15.5	17.0	18.8	14.0	19.2	22.1	25.8
7.0	15.6	17.2	19.2	14.5	19.4	22.4	26.2
7.5	15.8	17.5	19.6	15.0	19.7	22.7	26.5
8.0	16.0	17.8	20.1	15.5	19.9	22.9	26.8
8.5	16.2	18.2	20.6	16.0	20.1	23.2	27.0
9.0	16.4	18.5	21.1	16.5	20.3	23.4	27.3
9.5	16.7	18.9	21.7	17.0	20.5	23.6	27.5
10.0	17.0	19.3	22.2	18.0	20.8	24.0	28.0

女童 BMI 对照表

中国儿童、青少年超重、肥胖筛查体重指数（BMI）分类标准

体重指数（BMI）= 体重（kg）÷ 身高²（m²）

年龄	女童体重指数标准			年龄	女童体重指数标准		
周岁	均值	超重	肥胖	周岁	均值	超重	肥胖
3.0	15.4	16.9	18.3	10.5	16.4	19.1	22.1
3.5	15.3	16.8	18.2	11.0	16.7	19.6	22.7
4.0	15.2	16.7	18.1	11.5	17.1	20.1	23.3
4.5	15.1	16.6	18.1	12.0	17.4	20.5	23.9
5.0	15.0	16.6	18.2	12.5	17.8	21.0	24.4
5.5	15.0	16.7	18.3	13.0	18.1	21.4	25.0
6.0	15.0	16.7	18.4	13.5	18.5	21.8	25.5
6.5	15.0	16.8	18.6	14.0	18.8	22.2	25.9
7.0	15.0	16.9	18.8	14.5	19.1	22.5	26.3
7.5	15.1	17.1	19.1	15.0	19.3	22.8	26.7
8.0	15.2	17.3	19.5	15.5	19.5	23.1	27.0
8.5	15.4	17.6	19.9	16.0	19.7	23.3	27.2
9.0	15.6	17.9	20.4	16.5	19.9	23.5	27.4
9.5	15.8	18.3	20.9	17.0	20.0	23.7	27.6
10.0	16.1	18.7	21.5	18.0	20.3	24.0	28.0

此外，医学上还会用"腰围身高比"辨别是否有中心型肥胖，如果该比例超过 0.48 就应当高度警惕肥胖及其带来的并发症。

有个观点是"小时候胖点没关系，只要不影响身高，长大后减肥就可以了"，这种想法其实是不对的，很多人的肥胖问题就是从小时候开始的。小时候体重有问

题的孩子，在成年后也更容易出现体重问题，即使减肥减下来，也很容易反弹。

肥胖时间越长，肥胖程度越重，对身体健康的影响也越大。因此，重视肥胖要从婴幼儿期开始，尽早对小儿肥胖进行干预。

如何控制体重

· · ·

营养过剩或不均衡是导致孩子肥胖的最重要的因素。有的孩子爱吃肉不爱吃菜，长期过多肉的摄入会导致高胆固醇、高脂肪，影响肠道的蠕动，从而引起毒素的堆积，有可能引发肠道疾病。正处于生长发育年龄段的孩子，要保证每天"按需吃饭"，食物粗细均衡，杜绝过度烹饪。

在儿童期，不宜使用减肥药物或过度节食来控制体重，应选择科学的方法改善饮食，包括控制热量、合理的荤素搭配及健康的烹饪方式，结合运动，增加机体消耗，做到有计划地健康减肥。

坚决不做"小糖人"

· · ·

　　随着越来越多的小胖子的出现，孩子患"小糖人"的概率也越来越高。父母在平时如果看到孩子出现多饮、多食、多尿的症状，一定要立刻开始监测血糖。

　　如果检测结果是空腹血糖 ≥ 7.0 mmol/L，随机血糖 ≥ 11.1 mmol/L，那么孩子就有可能得了糖尿病！当然，如果孩子空腹血糖在 5.6 ~ 6.9 mmol/L，也说明孩子的糖尿病风险增加，要及时去内分泌科就诊。

　　小胖墩们要定期进行身高、体重、血压、血脂、血糖的检查，以求早期发现异常，及时进行干预治疗。对于已经确诊的"小糖人"，应参照住院时的食谱严格安排饮食、按医嘱用药或注射胰岛素，定期监测血糖，适度运动。

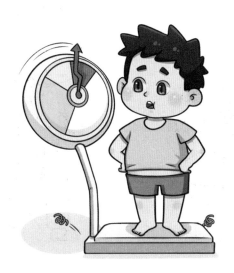

痛风：肥胖的另一个风险

· · ·

　　随着孩子高糖、高热量、高嘌呤饮食的增加，以及运动量的减少，"痛风"逐渐出现在青少年身上。避免痛风要注意管住嘴，迈开腿，减体重，多饮水，远离不健康的生活习惯。

　　生活中有一个很常见的误区：多喝骨头汤，既美味又很补。但其实骨头汤里含有很高的嘌呤，会诱发痛风。

　　如果孩子得了痛风，家长在注意合理安排饮食及适当运动的同时，也要听从医生的指导用药。

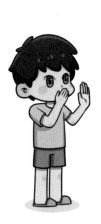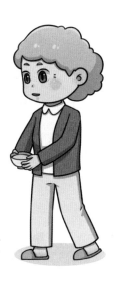

如何预防
便秘

如何预防大便干燥

① 合理的饮食：少吃辛辣和刺激性的食物，多吃清淡食物，多喝水、多吃水果和蔬菜。

② 适当运动：适当选择一些有氧运动，增加肠道的蠕动，增强消化道的消化能力。

③ 及时排便、规律排便：有便就要排，减少大便在肠道里存留的时间，减少肠道对大便内水分的过度吸收。

④ 腹部按摩：如果孩子有便秘先兆，父母可以用除拇指外的 4 指平放在右下腹，顺时针按摩，力度适中。时长一般为 10 分钟。

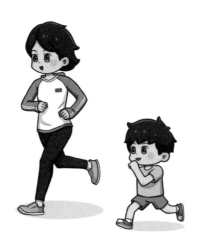

经常便秘怎么办

• • •

便秘应该多吃一些富含膳食纤维类的食物，粗纤维的食物可以帮助肠道蠕动，比如玉米、红薯、芹菜、豌豆、扁豆、大麦、茄子、梨、萝卜，同时多喝水，适量锻炼。

如果出现排便困难的情况，可先在家里用温水坐泡肛门处，软化大便，再配合使用外用通便药。如果大便仍不排出，建议去医院灌肠及进一步诊疗，切勿自行暴力通便！

拉完大便要回头看一看

• • •

排便后，可以回头看看，通过大便能初步判断是否出现了某种疾病。比如大便变红，或者大便伴着血滴答滴答往下流，有可能是痔疮导致的。如果大便变细、发黑、形状及次数异常，而且容易粘马桶，同时伴着身体消瘦、暴瘦、腹部有包块、腹痛不适症状，那要小心，可以去医院检查是不是肠道肿瘤所导致的。但事实上，儿童痔疮、肠道肿瘤极少见，观察儿童便便时应更多观察其有无黏液、异色等，警惕寄生虫疾病。

布里斯托大便分类法

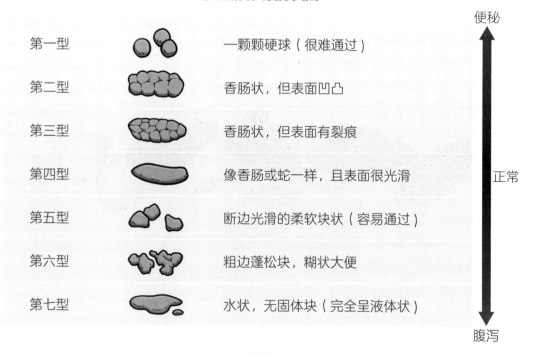

第一型		一颗颗硬球（很难通过）
第二型		香肠状，但表面凹凸
第三型		香肠状，但表面有裂痕
第四型		像香肠或蛇一样，且表面很光滑
第五型		断边光滑的柔软块状（容易通过）
第六型		粗边蓬松块，糊状大便
第七型		水状，无固体块（完全呈液体状）

便秘 ↑ 正常 ↓ 腹泻

如何预防痔疮

· · ·

① 避免久站久坐，经常换个姿势放松一下。

② 改善饮食习惯，多吃新鲜的水果、蔬菜，特别是韭菜、菜心梗这些富含粗纤维的青菜，避免吃过于辛辣还有油炸油腻的食物，大便通畅就可以有效防止痔疮的出现。

③ 锻炼肛门的括约肌，做提肛运动。放松肛门，然后深吸气，收紧肛门，坚持 5 ~ 10 秒，然后放松，重复以上动作 20 次。

④ 大便之后可以用花洒喷头冲洗，利用水流刺激、按摩肛门，同时水流不要过强，一般 3 ~ 5 分钟可以了；每天清洗肛门，睡前也可以用温水坐浴泡肛门 15 分钟。

如何避免
食物过敏

食物过敏的症状

· · ·

根据进食与出现症状间隔时间的长短，可以将食物过敏分为速发型食物过敏和迟发型食物过敏。

速发型通常发生在进食含有过敏原的食物之后 2 小时内，症状一般较重；迟发型一般发生在进食后数小时或者数天后，症状相对要轻。

胃肠道症状：恶心、呕吐、腹痛、腹胀、腹泻，黏液样或稀水样便，个别人还会出现乳糜泻等。

皮肤症状：充血、湿疹、瘙痒、荨麻疹、血管性水肿，这些症状最容易出现在面部、颈部、耳部等部位。

神经系统症状：如头痛、头昏等，比较严重的人还可能会发生血压急剧下降、意识丧失、呼吸不畅等过敏性休克的表现。

食物过敏了怎么办

· · ·

① 选择替代品，比如对牛奶过敏的人群最好选择水解或氨基酸配方的奶粉。

② 有重症反应病史并且明确诊断为食物过敏的患者要严格禁食过敏食物。

③ 慎重使用诱发过敏反应的常见食物，尽量不要进食添加剂较多的食品。

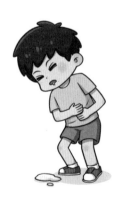
胃肠道症状

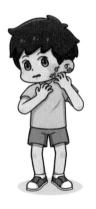
皮肤症状

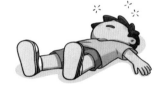
神经系统症状

小心容易发生过敏的水果

· · ·

杜果、菠萝、猕猴桃、草莓、西红柿等，都是容易让孩子出现过敏症状的水果。

有的人食用杜果后会出现杜果性皮炎，出现皮疹；菠萝含有菠萝酶，令肠胃黏膜通透性增加，发作时腹部会绞痛；草莓上的白色绒毛带有花粉，可能引起荨麻疹；另外猕猴桃、西红柿、桑葚等都是具有致敏性的水果。

以上这些主要是针对易过敏体质孩子来讲的，所以食用这些水果前，要先确认孩子身体的情况。一旦出现过敏症状，请不要耽误时间，马上送医院治疗！

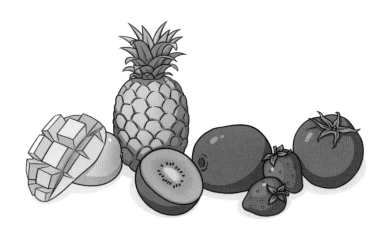

如何预防
幽门螺杆菌感染

什么是幽门螺杆菌

● ● ●

幽门螺杆菌（HP）是存在于胃及十二指肠球部的一种螺旋状细菌，该细菌为革兰氏阴性菌，长期稳定地定居于胃窦部，具有尿素酶，能分解尿素产生氨，并能分泌细胞毒素，引起炎症及免疫反应。

幽门螺杆菌的主要传播途径有以下 3 种：口口传播、粪口传播、医源性传播。

其中尤以口口传播最为常见，比如共用碗筷、饮食器具没有高温消毒、口对口喂食、亲吻等。医疗器械受污染也可以引起幽门螺杆菌传播。

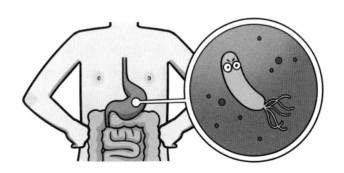

感染了幽门螺杆菌会有哪些症状

• • • •

大多数幽门螺杆菌感染者可能没有任何症状。部分患者可能会有反酸、恶心、呕吐、严重口臭、嗳气、烧心、腹胀、上腹疼痛、食欲减退等症状。

幽门螺杆菌可诱发的疾病非常多，如慢性胃炎、消化性溃疡、胃癌、胃外疾病，所以一定要重视。

幽门螺杆菌与胃癌并没有直接关系，感染幽门螺杆菌只是胃癌的一种诱发因素，而且常常是在病情比较严重的情况下才可能发展成胃癌，但这并不代表不需要重视。

如何预防幽门螺杆菌感染

● ● ●

① 养成良好的卫生习惯，避免家中长辈把食物嚼烂或咬下来喂孩子；洁具、餐具分开；高温消毒碗筷；采用公筷制，家人之间也要注意避免互相夹菜。

② 注意饮食定时定量、营养丰富，食物软烂易消化。

③ 忌食生冷、油炸、烟熏、腌制食物。

④ 平时体检中，家长要为孩子加入幽门螺杆菌体检项目。如果不幸感染了幽门螺杆菌，要尽快遵医嘱治疗。

⑤ 治疗后注意复查。

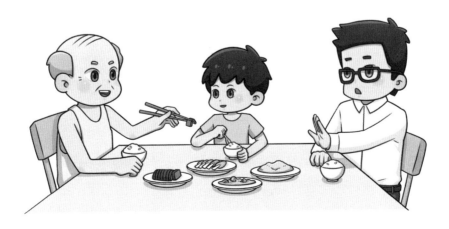

15

如何促进
脑发育

警惕影响大脑发育的行为

• • •

以下 3 种行为可能会让孩子的大脑发育得不好，思维变慢，甚至变笨，所以尽量避免：

① 吃糖过多，对孩子的大脑智力有影响，也不利于身体发育；

② 熬夜，孩子们长身体的时候要有充足的睡眠，熬夜会导致睡眠不足，不利于发育，并间接导致孩子大脑变迟钝；

③ 每天玩手机或看电视超过 3 小时，会使孩子的思维能力与记忆力降低。

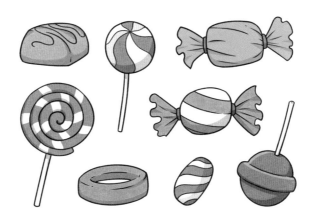

适合长期食用的食物

① 富含 DHA 的食物，比如深海鱼，特别是孩子多吃一些深海鱼，对大脑发育是有好处的；

② 富含卵磷脂类的食物，比如蛋类，特别是鸡蛋；

③ 磷脂类的食物，比如豆制品、豆类，还有花生。

提高记忆力，学习手指操

通过手指操四步法可以提高记忆力，让大脑更灵活，孩子平时可以多练练。

第一步，伸出双手，双手的每个手指依次对敲。第二步，双手交叉抱拳，可以用些力量。第三步，双手的每个手指依次对敲大拇指。第四步，先依次把双手的每个手指回缩，再依次把每个手指伸开。

医路向前巍子，本名高巍，急诊科医生

社会职务：

北京市密云区政协委员

海南自由贸易港博鳌乐城国际医疗旅游先行区首席推广官

中国医师协会健康传播工作委员会第一届委员会委员

中国医师协会健康传播工作委员会医生品牌学组发起人

中国医师协会健康传播工作委员会急救学组发起人

"医路向前"急救培训团队创始人

AHA 急救培训导师

科学普及出版社科普专家

北京市急诊外科学会委员

中国抗癌协会肿瘤防治科普专业委员会第一届青年委员会委员

曾获奖项：

中国校园健康行动公益大使（2023）

青年网络文明使者（2022）

中国正能量"五个一百"建设者（2021）

提名"中国好人榜"（2021）

全国向上向善好青年（2021）

全国科普工作先进工作者（2020）

第四届"中国青年好网民"（2020）

"2020 北京榜样"提名人物（2020）

北京青年榜样·时代楷模（2019）

健康传播"十大金牌讲师"（2019）

中国医师协会健康传播工作委年度文章类原创作品个人类十强（2019）

健康新媒体个人类十强（2019）

健康中国图文类优秀奖十强（2019）

好医生急救科普"金牌讲师奖"（2019）

密云区"我和我的祖国"百姓宣讲汇讲一等奖（2019）

北京市卫生健康系统"我和我的祖国共成长"主题宣讲决赛二等奖（2019）

密云区直机关工委"践行新思想 建功新密云"百姓宣讲优秀宣讲员（2019）

北京市卫生健康系统第十八届"卫生健康新闻评选"科普类优秀奖（2019）

中国医疗自媒体联盟个人类原创文章全国十强（2018）

其他经历：

中国大型医学人文纪录片《医者·共济》主演

2021 年建党 100 周年《新时代、新担当、新作为》采访者之一

2017 年，在短视频和新媒体高速发展的时候，我开始了自己的科普之路，正式成为一名医务科普工作者，为大家科普疾病知识和急救技能。

在急诊科的工作中，我看到过太多人因为对疾病的错误认知和对急救技能的匮乏而导致的悲剧。于是我把这些知识讲出来，通过网络让大家有所了解。

在急诊科工作时我去治病救人，在休息的时候教别人救人，我坚信：科普是可以救命的。

创建 IP 为"医路向前巍子"账号，在全网 20 多个平台上，通过图文、短视频和直播

等方式，向大众科普医学知识和急救技能，获得了很多网友的支持和点赞。目前全网粉丝超过 3500 万，网络文章、视频、直播等内容在全网总点击量超过 500 亿次。据可查的数据显示，通过在网络教授的急救方法，截至目前已经间接挽救了 160 余条生命。

自 2020 年起，除了线上科普之外，我还进行线下宣讲，深入乡镇和农村，做了 200 余场公益急救宣讲，让更多人受益。

从医 15 年里，我在急诊科的见闻和经历让我深知，医学知识的匮乏有时比疾病本身更可怕，尤其是对那些医疗资源相对匮乏的农村基层民众来说。人们总说短视频是下沉市场，这对于医者来说，却是链接更多更需要帮助的人的有效工具。医学科普需要走进他们当中，走进基层，让医学的力量、科学的知识飞入这些寻常百姓家。我希望通过自己的努力，影响更多人，挽救更多生命，做老百姓的健康守护者。

值得一提的是，越来越多的医生看过我的科普内容后，也加入到医学科普的队伍中。

说回这套书，这是一套服务于孩子的健康科普书。我在工作过程中经常遇到孩子卡喉、烧伤等意外，也遇到过因为生活习惯、饮食习惯不科学，给孩子的健康造成严重后果的情况，所以这套书通过三大方向——意外伤害、生活习惯、合理膳食进行讲解，帮助孩子预防生活中遇到的危险，养成良好的生活习惯，合理饮食，茁壮成长。为配合孩子的阅读理解水平，书里对知识点配有漫画，形象可爱有趣，寓教于乐。希望每个孩子可以轻松阅读，学习到必要的防护知识，一生平安健康。

扫码关注"医路向前巍子"，了解更多儿童健康知识